·风湿病中医临床诊疗丛书·

总主编 王承德

干燥综合征分册

分册

主编 刘维

中国中医药出版社

·北京·

图书在版编目（CIP）数据

风湿病中医临床诊疗丛书.干燥综合征分册/刘维
主编.—北京：中国中医药出版社，2020.8
ISBN 978 – 7 – 5132 – 6242 – 2

Ⅰ.①风⋯　Ⅱ.①刘⋯　Ⅲ.①风湿性疾病—中医诊断
学 ②风湿性疾病—中医治疗法 ③干燥—综合征—中医诊
断学 ④干燥—综合征—中医治疗法　Ⅳ.① R259.932.1

中国版本图书馆 CIP 数据核字（2020）第 090912 号

中国中医药出版社出版

北京经济技术开发区科创十三街 31 号院二区 8 号楼
邮政编码　100176
传真　010-64405750
河北省武强县画业有限责任公司印刷
各地新华书店经销

开本 710×1000　1/16　印张 16　字数 224 千字
2020 年 8 月第 1 版　2020 年 8 月第 1 次印刷
书号　ISBN 978 – 7 – 5132 – 6242 – 2

定价　62.00 元
网址　www.cptcm.com

社 长 热 线　010-64405720
购 书 热 线　010-89535836
维 权 打 假　010-64405753

微信服务号　zgzyycbs
微商城网址　https://kdt.im/LIdUGr
官 方 微 博　http://e.weibo.com/cptcm
天猫旗舰店网址　https://zgzyycbs.tmall.com

《风湿病中医临床诊疗丛书》
编委会

母小真（中国中医科学院广安门医院）

刘宏潇（中国中医科学院广安门医院）

汤小虎（云南中医药大学第一附属医院）

许正锦（厦门市中医院）

李兆福（云南中医药大学）

吴沅皞（天津中医药大学第一附属医院）

何夏秀（中国中医科学院广安门医院）

邱明山（厦门市中医院）

沙正华（国家中医药管理局对台港澳中医药交流合作中心）

张可可（江苏卫生健康职业学院）

张沛然（中日友好医院）

陈薇薇（上海市中医医院）

林　海（中国中医科学院广安门医院）

郑新春（上海市光华中西医结合医院）

胡　艳（首都医科大学附属北京儿童医院）

顾冬梅（南通良春中医医院）

唐华燕（上海市中医医院）

唐晓颇（中国中医科学院广安门医院）

黄传兵（安徽中医药大学第一附属医院）

蒋　恬（南通良春中医医院）

程　鹏（上海中医药大学附属光华医院）

焦　娟（中国中医科学院广安门医院）

谢志军（浙江中医药大学）

谢冠群（浙江中医药大学）

甄小芳（首都医科大学附属北京儿童医院）

薛　斌（天津中医药大学第一附属医院）

魏淑风（北京市房山区中医医院）

编写办公室

主　　任　马桂琴

工作人员　黄雪琪　黄兆甲　沙正华　黄莉敏　国雪丽

路 序

风湿病学是古老而年轻的学科,《黄帝内经》有"痹论"专篇,将风湿病进行了完整系统的论述和分类,奠定了风湿病的理论基石;《金匮要略》有风湿之名,风湿病名正而言顺。历代医家对风湿病的病因、病机、治则、方剂、治法循而揭之,多有发挥,独擅其长,各领风骚。

在党和国家的中医药政策的扶持下,中医药文化迎来了天时、地利、人和振兴发展的大好时机,这是中医药之幸、国家之幸、人民之幸也。中医风湿病学应乘势而上,顺势而为,也迎来发展的春天。

余业岐黄七十余年,对风湿痹病研究颇深,每遇因病致残者,深感回天乏力,幸近四十年科技进步,诊疗技术和医疗条件大为改善,中医风湿病诊疗的水平也在发展中得以提高,而对风湿病的全面继承和系统研究则始于 20 世纪 80 年代初期。1981 年在我和赵金铎、谢海洲等老专家倡导下,中国中医科学院广安门医院成立了最早以研究中医风湿病为主要方向的科室即"内科研究室",集广安门医院老、中、青中医之精英,开展深入系统的风湿病研究;1983 年 9 月,在大同成立中华全国中医内科学会痹症学组;1989 年在江西庐山成立全国痹病专业委员会;1995 年 11 月在无锡成立中国中医药学会(现为中华中医药学会)风湿病分会。在我和焦树德先生的推动下,中医风湿病的研究距今已近四十载,期间,我相继创立了燥痹、产后痹、痛风等风湿病的病名,阐释了其理论渊源并示以辨证心法及有效方药;我还主持修订了风湿病二级病名如五脏痹、五体痹等诊疗规范,明确其概念、诊断及疗效评定标准,丰富了中医风湿病的理论内涵,为中医风湿病学的标准化、规范化奠定了基础。在我的参与和推动下,研发了风湿病系列的中成药,如尪痹冲剂、湿热痹冲剂、寒湿痹冲剂、瘀血痹冲剂、寒热错杂痹冲剂等,临床一直沿用至今,经多年临床观察,其疗效安全满意。我就任风湿病分会主任委员期间，主持、举办了多次国内外风湿病学术会议，并筹办了多期中医风湿病高研班，大大地促进了风湿病的学术交流和学科的进步与发展。

王承德是我招来的研究生，从工作分配到风湿病分会，一直在我门下且当我的秘书，我对其精心培养，并推荐他为风湿病分会主任委员。自王承德同志担任第二届、第三届中华中医药学会风湿病分会主任委员以来，风湿病学界学术氛围浓厚，学术活动丰富，全国同道在整理、继承的基础上不断进行探索和创新研究。"据经以洞其理，验病而司其义"，按尊崇经典、注重临床、传承创新的思路，参照标准化、规范化的要求，在"十一五""十二五""十三五"全国重点专科——风湿病专科建设成绩卓著，中西结合，融会新知，完善了中医风湿病学的学术体系。

承德同志授业于谢海洲先生门下，尽得其传，对焦树德先生、朱良春先生、王为兰先生的经验亦颇多继承，谦虚向学，勇于实践，精勤不倦。这次由他领导编撰的《风湿病中医临床诊疗丛书》囊括了最常见的风湿病中17个病种，每种病独立成册；各分册都循统一体例，谋篇布局，从中医的历史沿革、病因病机、治则方药，到西医的病因病理、诊断治疗，以及中西医康复护理、专家经验荟萃和现代研究，中西贯通，病证结合，反映了当今中医风湿病学界的最新学术进展；按照《黄帝内经》五脏痹–五体痹的方法论去认识各种西医诊断的风湿病，进行辨证施治。其立论严谨，条理分明，实用有效，体现了中医辨治风湿病的最高学术水平。《风湿病中医临床诊疗丛书》将付梓面世，这是我们中医药事业之幸事，风湿病患者之福音。

余九旬老叟，心乐之而为序。

国医大师　路志正

岁在戊戌，戊午秋月

王 序

风湿之病，由来已久，常见多发，缠顽难愈，医者棘手之世界难题。中医对风湿病的认识远远早于西医，如《黄帝内经》著有"痹论"和"周痹"专篇，对风湿病的病因病机、疾病分类、临床表现、治则方药、转归预后等都有系统、全面、深刻的阐述；明确地提出五体痹（皮、肉、筋、脉、骨）和五脏痹（肺、脾、肝、心、肾），详细地论述了五体痹久治不愈内舍其合，而引起五脏痹。中医学早就认识到风湿病引起的内脏损害，更了不起的是，中医的痹病包括了现代西医的绝大部分疾病。汉代张仲景《金匮要略》首立风湿之病，历代医家各有发挥，如丹溪湿热论，叶天士温热论，吴鞠通湿温论，路志正燥痹论，焦树德尪痹论，谢海洲扶正治痹，朱良春顽痹论等，他们各有发挥和论述，其医理之精道，治法之多样，方药之专宏，内容之翔实，真是精彩纷呈，各领风骚。

中医风湿病学是中医药宝库中一朵秀丽的奇葩，也是最具特色和优势的学科之一。

承德是我的学生，是谢海洲老师的高足，也是路志正老师、焦树德老师的门生。多年来我很关心和培养他，许多学术活动让他参加，如我是中华中医药学会急诊分会主任委员，他是秘书长，在我们的共同努力下，急诊分会从无到有，由小到大，从弱到强，队伍逐渐壮大，学术不断提高，影响越来越大，改变了中医慢郎中的形象。

多年来，承德跟随路老、焦老从事风湿病分会的工作，在二老的带领下，风湿病分会不论在学科建设、人才培养、学术研究、学术交流、国际交流等方面都取得了显著的成绩。承德又接路老的班，担任了风湿病分会主任委员。

承德近期组织全国中医风湿病著名专家学者，耗时 3 年之久，几经易稿，编辑了《风湿病中医临床诊疗丛书》，计 17 个病种，各病独立成册，编写体例新颖，汇集中西医，突出辨证治疗和各种治法，总结古今名家治疗经验是该书的重点所在。该丛书全面、系统地总结、归纳了中医风湿病历代医家和近年研究概况、学术进展，是风湿病集大成之巨著，资料翔实，内容丰富，经验宝贵。

　　丛书的面世正是中医风湿病各界砥砺前行的见证，可谓近代中医学发展的一簇茁壮新枝，是中医学之幸事，风湿病之福音，可喜可贺！欣慰之至，乐之为序。

中国工程院院士　　　　　　　　　王永炎
中国中医科学院名誉院长

戊戌年秋月

晁 序

昔人云，不为良相即为良医。相之良则安天下，医之良则救黎庶。庙堂之与江湖，虽上下有别，隐显各殊，然用心一也，视事深虑，不敢轻慢，医者当谨思之，慎审之，余深以为然。

《黄帝内经·素问》凡八十一篇，通天道，顺四时，理人事。其中有大论别论，法时全形，精微刺要，无所不至。而论及病，仅热、疟、咳、风；厥、痛、痹、痿概十一病，皆古今大众之苦楚也。病平而常，苦痛难当。尤痹论风寒湿三气合杂，病也顽，患也重，治更难，为医之苦也。

中医药学植根于中华传统文化之中，乃中华文化之奇葩。其提挈天地，把握阴阳，探理溯源，治病求本，辨证施治，大道至简，大理通明，深究之，细研之，发扬光大，诚不失我华夏后生之职守也。

承德是我的学生，也是我的助手，我是急诊分会主委，他是秘书长，多年来我们为中医急诊分会的组织建设、学科发展、学术交流、人才培养、成果推广进行了不懈努力，使中医急诊学科建设迅速发展壮大，成为全国有影响的学科，为我国中医急诊工作做出了应有的贡献。

承德及众贤达之士潜心风湿病数十年，继承焦树德、谢海洲、朱良春之遗风，兼秉路老重脾胃调五脏之枢机。在中华中医药学会风湿病分会及世中联中医风湿专业分会中继往开来，砥砺前行，统筹国内一流大家，重订《实用中医风湿病学》，在"十一五""十二五"全国中医重点专科——风湿病专科建设之后，再度筹措编纂《风湿病中医临床诊疗丛书》。以西医学主要风湿病名为分册，归纳类风湿关节炎、强直性脊柱炎、系统性红斑狼疮、白塞病、痛风、骨关节炎等十七分册。统一体例，独立成卷，纵论历史沿革、辨证要点、诊断标准、历代医家治则验案、文献索引；横及现代医学之病理、生化、检测方法。全书纲举目张，条分缕析，广搜博采，汇通中西，病证结合，立法严谨，选药精当，医案验证可采可信。书中引经据典，旁证参考，一应俱全，开合有度，紧束成篇，可通览亦可分检之。

《风湿病中医临床诊疗丛书》汇集国内著名中医风湿专家，通力合作，如此鸿篇巨制，乃风湿病诊疗之集大成者，蔚为壮观。此非高屋建瓴、统摄权衡者不敢为也，非苦心磨砺、独具慧眼者，不能为也。此书可为初学者张目，可为研究者提纲；读之则开卷有益，思之可激发灵光；医者以之楷模，病者可得生机。善哉，善哉。

览毕，余为之庆幸，愿以为序。

国医大师　晁恩祥

戊戌年冬月

自 序

　　光阴似箭，岁月如梭，一晃吾已年逾古稀。回首五十多年走过的行医之路，艰辛而漫长，也坦然豁然。我从小酷爱中医，梦想长大能当一名郎中，为乡亲们解除病痛。初中毕业，我考上了甘肃省卫校，被分配到检验专业，自此决心自学医疗和中医知识。时逢"文革"动乱，我自己去甘肃省人民医院进修，如饥似渴地学习中西医知识。毕业后，我自愿报名去了卓尼疗养院（麻风病院），因医院正在建设之中，闲暇时间较多，我就背药性赋、汤头歌等。从 1970 年大学开始招收工农兵学员，我每年都报名，终于 1976 年考上了北京中医药大学，走上了学习中医之路，实现了学中医的梦想。入学时，我们又赶上粉碎"四人帮"的好时机，"文革"期间老教授们都未上台讲课，此时重上讲台，积极性很高，我们聆听了任应秋、刘渡舟、赵绍琴、王绵之、董建华、焦树德、程士德、施汉章等大师们的讲课，真是万分荣幸。

　　我的毕业实习是在广安门医院，有幸跟谢海洲、路志正老师侍诊学习。毕业后我被分配到甘南州人民医院工作。1982 年我报考了中国中医科学院广安门医院由赵金铎、谢海洲、路志正三位导师招收的痹病专业硕士研究生，这也是我国第一个中医风湿病专业的研究生，从此开始了我的风湿病研究工作。学习期间，除跟谢老临诊之外，我阅读了大量古今有关风湿病治疗的文献，总结了谢老治疗风湿病的经验和学术思想。我的毕业论文是《论扶正培本在痹病治疗中的重要意义》，后附 100 例病案分析。论文在总结谢老经验和学术思想的基础上提出了几个新的学术观点。如从病因病机方面，强调正虚是发病之本，提出"痹从内发"。风湿病的发病，不仅是内外合邪，更是内外同病，正虚为本，此乃发病之关键。脾虚外湿易侵，阳虚外寒易袭，阴虚外热易犯，血虚外风易入。此外，外未受邪，脾虚生内湿，久生痰浊，血虚生内风，阴虚生内热，阳虚生内寒，气虚生瘀血，风、寒、湿、热、痰浊、瘀血从内而生，留于肌肤筋脉，停滞关节，闭阻气血，内侵五脏，痹从内生。

我在论文中提出"痹必夹湿"的观点。我在查阅历代文献时发现，《说文解字》曰："痹，湿病也。"《汉书·艺文志》曰："痹，风湿之病。"《素问·痹论》曰："风寒湿三气杂至，合而为痹。"张仲景将该病放在《金匮要略·痉湿暍病脉证治》的湿病中论述，清·吴鞠通将该病放在《温病条辨·中焦篇·湿温》中论述，足见历代医家对风湿病从湿论治的重视。此外，发病的病因病机、临床表现、转归预后等都与湿有密不可分的关系。湿为阴邪，易伤阳气，其性重浊，黏滞隐袭，秽浊潮湿，其性趋下，阻遏气机，病多缠绵难愈。湿邪在风湿病的发生发展、转归预后等方面有重要影响，大凡风湿病者，多肌肉重着酸痛，关节肿胀，肌体浮肿，周身困倦，纳呆乏味，病程缠顽难愈。

湿为重浊之邪，必依附他物而为患，内蕴之湿，多可从化，非附寒热不能肆于人，感于寒则为寒湿，兼有热则为湿热，夹有风则为风湿。诸邪与湿相合，如油入面，胶着难化，难分难解，故风湿病一般病程较长，缠顽难愈。

我强调脾胃在风湿病中的重要地位。以往医家重视肝肾，因肾主骨，肝主筋，风湿病主要责之于肝肾，强调肝肾在风湿病中的地位。基于"痹必夹湿"的认识，脾属土，主运化水湿，湿之源在脾，土旺则胜湿；脾又主四肢和肌肉，阳明主润宗筋，主束骨而利关节，气血之源又在脾，故脾胃在风湿病中占有非常重要的地位。

在治疗方面，历代医家以祛邪为主，我提出扶正培本为基本大法。在扶正方面，滋阴以清热，温阳以散寒，养血以祛风，益气以化瘀。历代医家重视肝肾，我更强调脾胃，健脾益气、化湿通络是治疗风湿病的基本法则。因风湿病的病位多在中下二焦，病邪弥漫于关节与筋膜之间，故用药宜重，药量宜大。因痹必夹湿，湿多与他邪裹挟、胶着难解，故证型不易变化，治疗要守法守方。风湿病是世界之顽疾，非常之病必用非常之药，顽难之疾需用特殊之品。有毒之药也称虎狼之品、霸道之药，其效快而猛烈，能斩关夺隘，攻克顽疾，非一般药可比。我治风湿病善用有毒和效猛之品，如附子、川乌、草乌、细辛、马钱子、雷公藤、全虫、蚂蚁、水蛭、大黄、石膏等，只要辨证正确，配伍合理，是安全有效的。如雷公藤配附子之后，毒性大减，雷公藤性寒味苦治热证为宜，不宜寒证；附子大热，治寒证为宜，热证慎用。二者配伍，毒性大减。另附子大热，若配大黄或知母之类，能够制其热，减毒性，其疗效明显提高。

经过近四十年的临床验证，我以上关于风湿病的学术观点越来越被证明是正确的，对指导风湿病的临床还是有价值的。

我在攻读研究生期间就跟路志正和焦树德等老师从事风湿病分会工作，先后担任秘书、秘书长、副主委、主任委员。2000年我被路老推荐并选举为第二届风湿病分会主任委员，直至2015年卸任。几十年来，在路老和焦老的精心培养和正确指导下，风湿病分会从小到大、从弱到强，学术队伍从最初的二十余人发展至目前四百多人，发展迅速，学术水平逐年提高，规模逐年扩大，每年参会代表有五百多人，学术氛围浓厚。到目前为止，共举办全国性风湿病学术会议二十余次，召开国际中医风湿病学术研讨会十多次，举办全国中医风湿病高研班二十多期。2010年在北京成立了世界中医药学会联合会风湿病专业委员会，我担任会长。至今已在马来西亚、美国、俄罗斯、西班牙、葡萄牙、意大利、新西兰、泰国等国家及北京、台湾、香港等地举办世界中医药学会联合会的年会，并举办国际中医风湿病学术研讨会分会场。

多年来，风湿病分会重视规范化、标准化研究。鉴于该病病名混乱，如1983年学组刚成立时称为痹症学组；大家认为"症"是症状，不能称为痹症，于是更名为痹证专业委员会；大家又认为"证"是一个证候群，也代表不了疾病，于是又改为痹病专业委员会。西医学对此病的认识也在不断变化，20世纪60～70年代称胶原化疾病，70～80年代称混合结缔组织病，90年代称风湿类疾病。而风湿之病名中医自古有之，我于1990年首先提出将痹病改为风湿病的建议，还风湿病的历史原貌。理由之一：历代中医文献里早有记载。如《汉书·艺文志》曰："痹，风湿之病。"《金匮要略》曰："病者一身尽痛，发热，日晡所剧者，名风湿。此病伤于汗出当风，或久伤取冷所致也……"《神农本草经》记载了26种治疗风湿病的药物，特别是下卷明确提出："疗风湿病，以风湿药，各随其所宜。"这是专病专药的记载。《诸病源候论》曰："风湿者，以风气与湿气共伤于人也……"《活人书》曰："肢体痛重，不可转侧，额上微汗，不欲去被或身微肿者何？曰：此名风湿也。"理由之二：痹病的名称不能囊括所有风湿疾病，"痹"的含义广泛。"痹"既是病机，指闭塞不通；又是病名，如肺痹、胸痹，极易混淆。许多带"痹"的并不是风湿病。

从病因、病机、分类、临床表现、证候等方面看，风湿病病名较痹病更科学、合理，更具有中医特色，更符合临床实际。我提出此建议后，也有反对者，但经多次讨论，路老、焦老同意，提交1993年第七届全国痹病学术研讨会讨论后，大家一致同意将痹病改为风湿病。这是我国中医风湿病学会对中医药学的一大贡献。我还在全国各学术会议上不断阐述将痹病改为风湿病的重要意义。学会还对五体痹（皮、肌、筋、脉、骨）和五脏痹（心、肝、脾、肺、肾）及尪痹、大偻、燥痹等二级病名的诊断标准和疗效评定进行了规范化和标准化研究。

近几十年现代免疫学的迅速兴起，使人们对风湿病的认识更加深入，诊断日益先进，加之病种的逐渐增加，新药研发和治疗手段不断涌现和更新。现代风湿病学的发展也非常迅速，成为一门新兴学科。为了提高风湿病诊断和治疗水平，突出中医药的特色和优势，总结中西医治疗风湿病的研究成果和宝贵经验，适应当前风湿病学科的发展，满足患者的需求和临床工作者的要求，世界中医药学会联合会风湿病专业委员会特邀请国内著名中西医专家和学者编写了《风湿病中医临床诊疗丛书》。我们选择以西医命名的最常见的17个病种（系统性红斑狼疮、强直性脊柱炎、类风湿关节炎、成人斯蒂尔病、反应性关节炎、干燥综合征、纤维肌痛综合征、骨关节炎、痛风、骨质疏松、白塞病、风湿性多肌痛、硬皮病、炎性肌病、银屑病关节炎、儿童常见风湿病、产后痹）作为丛书的17个分册，每分册分为九章，分别是历史沿革、病因与病机、诊断与鉴别诊断、中医治疗、西医治疗、常用中药与方剂、护理与调摄、医案医话、临床与实验研究。丛书以中医为主，西学为用，如中医治疗分辨证治疗、症状治疗及其他治疗，尽可能纵论古今全国对该病的治疗并加以总结；常用中药从性味归经、功能主治、临床应用、用法用量、古籍摘要、现代研究等方面论述；常用方剂从出处、组成、煎服方法、功能主治、方解、临床应用、各家论述等方面阐述；总结古今医案医话也是本丛书的重点，突出历代医家对该病的认识和经验，更突出作者本人的临床经验，将其辨证论治的心得融入其中，匠心独运，弥足珍贵。风湿病是世界顽难之疾，其治疗有许多不尽如人意之处，仍缺乏特效的药物和方法，尚需广大有志于风湿病研究的仁人志士勤于临床，刻苦钻研，不懈探索，总结经验，传承创新，攻克顽疾。

本丛书编写历时 3 年之久，召开编写会 6 次，数易其稿，可谓艰辛，终于付梓面市，又值中华人民共和国成立 70 周年之际，我们把它作为一份厚礼献给祖国。希望本丛书的出版，对中医风湿病诊疗研究的同仁们有所裨益，也借此缅怀和纪念焦树德、谢海洲、朱良春、王为兰、陈志才几位大师。

特别感谢路志正国医大师、王永炎院士、晁恩祥国医大师百忙之中为本丛书作序，给本丛书添彩。

本丛书编写过程中，各位专家及编写办公室工作人员辛勤努力，医药企业也给予了积极支持，同时得到了中国中医药出版社领导和编辑的大力支持，在此一并表示衷心感谢！

由于水平所限，本书若存在瑕疵和不足之处，恳求广大读者提出宝贵意见，以便再版时修订提高。

世界中医药学会联合会风湿病专业委员会会长
中华中医药学会风湿病分会名誉主任委员　王承德
2019 年 3 月

总前言

《风湿病中医临床诊疗丛书》总主编王承德教授从事中医风湿病临床工作近四十年，担任中华中医药学会风湿病专业委员会第三届主任委员、第四届名誉主任委员，世界中医药学会联合会风湿病专业委员会会长。在他的领导下，中医风湿病学临床与研究队伍经历了初步发展到发展壮大的过程，中医风湿病学有了长足发展。王承德教授一直致力于提高中医诊治风湿病临床水平的工作，有感于西医治疗风湿病的诊疗技术及生物制剂等临床新药的使用，遂决定组织全国权威风湿病专家编写本套丛书，以进一步提高中医风湿病医生的诊疗水平。

《风湿病中医临床诊疗丛书》共收录 17 个病种，各病独立成册，每册共 9 章，分为历史沿革、病因与病机、诊断与鉴别诊断、中医治疗、西医治疗、常用中药与方剂、护理与调摄、医案医话、临床与实验研究，汇集了中医、西医对 17 种常见风湿病的认识，重点论述了疾病的中医病因病机和西医病因病理，介绍了疾病的诊断与鉴别诊断，特别突出中医辨证治疗和其他治法，总结了治疗疾病的常用中药和方剂。总结古今名家治疗经验是本丛书的一大亮点，临床与实验研究为临床科研提供了思路和参考。

本丛书由国内中医风湿病领域的权威学者和功底深厚的中医风湿病专家共同编撰。2016 年 3 月丛书召开第一次编委会，经过讨论，拟定了丛书提纲，确立了编写内容。本着实用性及指导性的原则，重点反映西医发展前沿、中医辨证论治和古代及现代名家的医案医话。2016 年 10 月和 2017 年 10 月，编委会两次会议审定了最终体例。会议就每一种疾病的特点与内容进行了仔细审定，如类风湿关节炎在辨证论治中就病证结合、分期论治进行了详细的阐述，白塞病增加了诊疗思路和临证勾要两部分，这些都是编著者多年的临床思考和心得体会。现代医案医话部分除了检索万方、知网、维普等数据库外，又委托中国中医科学院信息所就丛书中的病种进行了全面检索，提供了国家级、省部级、地市级名老中医工作室内部的、未发表过的医案供编著者选择。丛书最终经总主编王承德教授审定，内容翔实，易懂实用，既有深度又有广度，不仅汇集了西医风湿病最新的前沿动态，还摘录了古代名医名家的经验用药，同时又有当代风湿病学大家、名家的经验总结，是编著者多年风湿病临床经验的结晶。本丛书可作为各级医疗机构从事中医、中西医风湿病临床与科研工作者的案头参考书。

由于编撰者学识有限，书中若有疏漏与谬误之处，敬请广大读者提出修改意见，以便再版时修订提高。

《风湿病中医临床诊疗丛书》编委会

2019 年 4 月

编写说明

干燥综合征是以外分泌腺受累为主的全身性自身免疫性疾病，临床表现为口干、眼干等症状，还可出现肺、肾、血液系统等多系统损害。中医学对本病的辨证以阴虚、气虚为本，燥邪、热毒、瘀血为标，根据其症状概述为"燥证""痹证""燥痹""燥毒"等病名。目前还没有治疗本病的特效药物，治疗以改善症状为主，必要时给予激素及免疫药物等治疗。中医学对本病的治疗具有独特的优势，能够改善患者口干、眼干等症状，在保护脏腑功能方面疗效突出。

本分册从干燥综合征的历史沿革、病因与病机、诊断与鉴别诊断、中医治疗、西医治疗、常用中药与方剂、护理与调摄、医案医话、临床与实验研究等多角度做详细阐述和探索，重点突出中医药在治疗干燥综合征方面的独特优势和疗效。

在编写过程中，我们始终坚持突出中医特色，彰显中医优势，注重临床实用性。既遵循中医经典理论，又注重现代研究进展。本分册是集理论与实践、医学与药学、中药与针灸、治疗与保健、医家和方药相结合的一本书，对医疗、科研、教学均有很高的应用价值。

由于水平有限，书中若存在不足或疏漏之处，恳请广大读者提出宝贵意见，以便再版时修订提高。

《风湿病中医临床诊疗丛书·干燥综合征分册》编委会

2020 年 3 月

目录

第一章　干燥综合征的历史沿革 ……………………… 1

　第一节　中医对干燥综合征的认识 ……………… 2

　　一、先秦两汉时期对"燥"的初步认识 …………… 2

　　二、隋、唐、宋时期对"燥"病机、治法的发展 ……… 5

　　三、金元医家奠定燥证理论形成基础 …………… 9

　　四、明清时期燥证理论趋于成熟 ………… 12

　　五、近代对干燥综合征的认识以及"燥痹"病名的提出 … 16

　第二节　西医对干燥综合征的认识 ………………… 17

第二章　干燥综合征的病因与病机 ……………… 19

　第一节　中医病因病机 ………………… 20

　　一、病因 ………………… 20

　　二、病机 ………………… 24

　第二节　西医病因病理 ………………… 35

　　一、遗传因素 ………………… 35

　　二、病毒感染 ………………… 36

　　三、组织免疫异常与自身抗体 ………………… 37

第三章　干燥综合征的诊断与鉴别诊断 ……………… 41

　第一节　诊断要点 ………………… 42

　　一、临床表现 ………………… 42

　　二、实验室检查 ………………… 48

三、影像学检查 ·············· 50

四、其他检查 ·············· 50

第二节　诊断标准 ·············· 53

一、1992 年北京协和医院提出的干燥综合征诊断标准 ··· 53

二、2002 年修订的干燥综合征国际诊断（分类）标准

（欧洲标准） ·············· 53

三、2012 年 ACR 干燥综合征分类标准 ·········· 54

四、2016 年 ACR/EULAR 干燥综合征分类标准 ······· 55

第三节　鉴别诊断 ·············· 56

一、淋巴细胞增生综合征 ·············· 56

二、类风湿关节炎 ·············· 56

三、系统性红斑狼疮 ·············· 56

四、结节病 ·············· 57

五、腮腺炎 ·············· 57

第四章　干燥综合征的中医治疗 ·············· 61

第一节　辨证论治 ·············· 62

一、阴虚津亏证 ·············· 62

二、气阴两虚证 ·············· 63

三、阴虚湿热证 ·············· 64

四、燥毒蕴结证 ·············· 65

五、阴虚血瘀证 ·············· 66

第二节　病证治疗 ·············· 68

一、口干燥症 ·············· 68

二、眼干燥症 ·············· 70

三、咽干咽痛 ·············· 71

四、腮腺肿大 ·············· 72

　　五、关节痛 ……………………………………… 73

　　六、发热 ………………………………………… 73

　　七、乏力 ………………………………………… 74

　　八、紫癜 ………………………………………… 75

　　九、尿频 ………………………………………… 76

　　十、肺间质病变 ………………………………… 76

　　十一、肾损害 …………………………………… 78

　　十二、血管炎 …………………………………… 78

　　十三、血小板减少症 …………………………… 79

第三节　其他治疗 ………………………………… 80

　　一、针灸 ………………………………………… 80

　　二、中药熏蒸 …………………………………… 81

　　三、中药雾化 …………………………………… 82

　　四、穴位注射 …………………………………… 82

　　五、蜂疗 ………………………………………… 82

第五章　干燥综合征的西医治疗 ………………… 85

　　一、对症治疗 …………………………………… 84

　　二、改善外分泌腺体功能的治疗 ……………… 84

　　三、免疫抑制和免疫调节治疗 ………………… 85

　　四、生物制剂 …………………………………… 85

第六章　干燥综合征的常用中药与方剂 ………… 89

第一节　常用中药 ………………………………… 90

　　一、滋阴之药 …………………………………… 90

　　　1. 生地黄 …………………………………… 90

　　　2. 玄参 ……………………………………… 90

　　　3. 北沙参 …………………………………… 91

4. 南沙参 ·········· 91

5. 百合 ·········· 92

6. 麦冬 ·········· 93

7. 天冬 ·········· 93

8. 石斛 ·········· 94

9. 玉竹 ·········· 94

10. 黄精 ·········· 95

11. 枸杞子 ·········· 95

12. 旱莲草 ·········· 96

13. 女贞子 ·········· 97

14. 桑椹 ·········· 97

15. 龟甲 ·········· 98

16. 鳖甲 ·········· 98

17. 知母 ·········· 99

18. 天花粉 ·········· 99

19. 桑叶 ·········· 100

20. 蜂蜜 ·········· 100

21. 太子参 ·········· 101

22. 山药 ·········· 101

二、理血之药 ·········· 102

1. 当归 ·········· 102

2. 熟地黄 ·········· 102

3. 白芍 ·········· 103

4. 阿胶 ·········· 104

5. 三七 ·········· 104

6. 茜草 ·········· 105

7. 蒲黄 ·········· 105

8. 川芎 ……………………………………… 106

9. 延胡索 …………………………………… 107

10. 郁金 ……………………………………… 107

11. 姜黄 ……………………………………… 108

12. 丹参 ……………………………………… 108

13. 红花 ……………………………………… 109

14. 益母草 …………………………………… 109

15. 泽兰 ……………………………………… 110

16. 牛膝 ……………………………………… 110

17. 鸡血藤 …………………………………… 111

18. 王不留行 ………………………………… 112

19. 土鳖虫 …………………………………… 112

20. 刘寄奴 …………………………………… 113

21. 水蛭 ……………………………………… 113

22. 仙鹤草 …………………………………… 114

三、通痹之药 ………………………………… 114

1. 独活 ……………………………………… 114

2. 威灵仙 …………………………………… 115

3. 乌梢蛇 …………………………………… 115

4. 木瓜 ……………………………………… 116

5. 蚕砂 ……………………………………… 116

6. 伸筋草 …………………………………… 117

7. 青风藤 …………………………………… 117

8. 昆明山海棠 ……………………………… 118

9. 秦艽 ……………………………………… 118

10. 防己 ……………………………………… 119

11. 桑枝 ……………………………………… 119

12. 豨莶草 …………………………………… 119

13. 海桐皮 ⋯⋯⋯⋯⋯⋯⋯⋯⋯ 120

14. 络石藤 ⋯⋯⋯⋯⋯⋯⋯⋯⋯ 120

15. 雷公藤 ⋯⋯⋯⋯⋯⋯⋯⋯⋯ 121

16. 老鹳草 ⋯⋯⋯⋯⋯⋯⋯⋯⋯ 121

17. 穿山龙 ⋯⋯⋯⋯⋯⋯⋯⋯⋯ 122

18. 丝瓜络 ⋯⋯⋯⋯⋯⋯⋯⋯⋯ 122

19. 石楠叶 ⋯⋯⋯⋯⋯⋯⋯⋯⋯ 123

20. 鹿衔草 ⋯⋯⋯⋯⋯⋯⋯⋯⋯ 123

21. 千年健 ⋯⋯⋯⋯⋯⋯⋯⋯⋯ 123

四、清热之药 ⋯⋯⋯⋯⋯⋯⋯⋯⋯ 124

1. 青蒿 ⋯⋯⋯⋯⋯⋯⋯⋯⋯⋯ 124

2. 白薇 ⋯⋯⋯⋯⋯⋯⋯⋯⋯⋯ 124

3. 地骨皮 ⋯⋯⋯⋯⋯⋯⋯⋯⋯ 125

4. 银柴胡 ⋯⋯⋯⋯⋯⋯⋯⋯⋯ 125

5. 牡丹皮 ⋯⋯⋯⋯⋯⋯⋯⋯⋯ 126

6. 赤芍 ⋯⋯⋯⋯⋯⋯⋯⋯⋯⋯ 126

7. 白花蛇舌草 ⋯⋯⋯⋯⋯⋯⋯ 127

8. 重楼 ⋯⋯⋯⋯⋯⋯⋯⋯⋯⋯ 127

9. 金银花 ⋯⋯⋯⋯⋯⋯⋯⋯⋯ 128

10. 黄芩 ⋯⋯⋯⋯⋯⋯⋯⋯⋯⋯ 128

11. 连翘 ⋯⋯⋯⋯⋯⋯⋯⋯⋯⋯ 129

12. 浙贝母 ⋯⋯⋯⋯⋯⋯⋯⋯⋯ 129

13. 瓜蒌 ⋯⋯⋯⋯⋯⋯⋯⋯⋯⋯ 130

第二节　常用方剂 ⋯⋯⋯⋯⋯⋯⋯ 131

一、益肾养肝之剂 ⋯⋯⋯⋯⋯⋯⋯ 131

1. 六味地黄丸 ⋯⋯⋯⋯⋯⋯⋯ 131

2. 左归丸 ⋯⋯⋯⋯⋯⋯⋯⋯⋯ 132

3. 一贯煎 ⋯⋯⋯⋯⋯⋯⋯⋯⋯ 134

4. 大补阴丸 …………………… 135

5. 虎潜丸 ……………………… 135

6. 二至丸 ……………………… 136

二、滋养肺胃之剂 ……………… 137

1. 沙参麦冬汤 ……………… 137

2. 养阴清肺汤 ……………… 137

3. 百合固金汤 ……………… 138

4. 清燥救肺汤 ……………… 139

5. 增液汤 …………………… 140

6. 麦门冬汤 ………………… 141

三、补益气血之剂 ……………… 141

1. 当归补血汤 ……………… 141

2. 生脉散 …………………… 143

3. 归脾汤 …………………… 144

4. 炙甘草汤 ………………… 145

5. 四物汤 …………………… 146

6. 参苓白术散 ……………… 147

四、理血化瘀之剂 ……………… 147

1. 温经汤 …………………… 147

2. 失笑散 …………………… 148

3. 桂枝茯苓丸 ……………… 149

4. 抵当汤 …………………… 150

5. 血府逐瘀汤 ……………… 151

6. 丹参饮 …………………… 152

五、通痹止痛之剂 ……………… 152

1. 羌活胜湿汤 ……………… 152

2. 升降散 …………………… 153

3. 桂枝芍药知母汤 ………… 154

4. 宣痹汤 ·· 155

5. 独活寄生汤 ·································· 155

6. 双合汤 ·· 156

第七章　干燥综合征的护理与调摄 ·········· 159

一、对症护理 ···································· 160

二、诊疗操作、用药护理和出院指导 ········ 163

三、心理护理 ···································· 164

四、饮食指导 ···································· 164

第八章　医案医话 ·································· 171

第一节　古代医家医案医话 ················ 172

第二节　现代名家医案医话 ················ 178

第九章　临床与实验研究 ·························· 207

一、临床研究 ···································· 208

二、实验研究 ···································· 212

第一章

干燥综合征的
历史沿革

干燥综合征（Sjögren's syndrome，SS）是以外分泌腺受累为主的全身性自身免疫性疾病，临床常表现为口干、眼干等症状，还可出现肺、肾、血液系统等多系统损害的症状。在中医古籍文献中，未见与本病完全对应的病名记载，类似的症状描述分述于"燥证""痹证""燥毒""虚劳"等病名中。当代国医大师路志正教授根据"痹者，闭也，闭塞不通，不通则痛"的观点，结合其发病特点，在1989年提出本病病名为"燥痹"，后被中华中医药学会风湿病分会所著《实用中医风湿病学》《痹病论治学》《中国痹病大全》等收入，得到风湿学术界的广泛认可，并沿用至今。

第一节 中医对干燥综合征的认识

一、先秦两汉时期对"燥"的初步认识

在先秦文献中，关于"燥"字的记载首先出现在《周易》当中，如《周易·乾卦·文言》中有"水流湿，火就燥"，《周易·说卦》中有"燥万物者莫熯于火"，均指出"燥"的现象源于火，是对于火热的地方会出现水分减少这一物理现象的概括与阐述。先秦时期对"燥"的论述停留于物理现象的层面，两汉时期则逐渐对"燥"有了更深层次的认识，已经初步衍生为一种干燥的气候。西汉初年的《淮南子》中，记载着"燥湿寒暑以节至，甘雨膏露以时降"，将"燥"引申为一种描述季节气候的特点；又有"是故形伤于寒暑燥湿之虐者，形苑而神壮；神伤乎喜怒思虑之患者，神尽而形有余"，从病因的角度指出"燥"是致病因素之一。汉代许慎《说文解字》中指出："燥，乾也。从火，喿声。"更是对先秦两汉时期燥的论述做了简单的概括，指出燥的特点是干，其形成缘于火。

中医学中有关"燥"的概念及医学理论的记载始见于《黄帝内经》，其理论体系的形成起因于当时"天人合一"的哲学思想，源于当时医学实践家对人体疾病与自然之间的相互联系。

1.《黄帝内经》最早记载了"燥"的致病特点及表现

《黄帝内经》中记载了关于"燥气之德政""燥邪之为害""燥病之证治"的详细论述。《素问·天元纪大论》云:"天有五行御五位,以生寒暑燥湿风。"《素问·阴阳应象大论》云:"天有阴阳五行,以生长收藏,以生寒暑燥湿风。"指出"燥"是一种自然现象,由自然界的运转规律所产生,自然界根据阴阳五行的规律运转,生成风寒暑湿燥之气候。《素问·气交变大论》云:"西方生燥,燥生金,其德清洁,其化紧敛,其政劲切,其令燥,其变肃杀,其灾苍陨。"指出"燥"的方位为西,具有紧敛、劲切、肃杀等特点。

燥气出现太过或不及,即成燥邪,为六淫之一,能侵袭机体,导致疾病的发生。关于燥邪的致病特点,《素问·五运行大论》云:"大气举之也。燥以干之,暑以蒸之,风以动之,湿以润之,寒以坚之,火以温之。故风寒在下,燥热在上,湿气在中,火游行其间,寒暑六入,故令虚而生化也。故燥胜则地干,暑胜则地热,风胜则地动,湿胜则地泥,寒胜则地裂,火胜则地固矣。"指出"燥"作为六气之一,是天气下临、地气上承之气运之一,是自然界的一种正常节令或气候,非其时而有其气,或气候变化过于急骤,燥气太过或不及,在人体正气不足的情况下,易侵袭机体致病而成为邪气,即成燥邪,甚至成为燥毒。《素问·五常政大论》云:"燥盛不已,蕴酿成毒,煎灼津液,阴损益燥。""寒热燥湿,不同其化也……太阴在泉,燥毒不生,其味咸,其气热,其治甘咸,足外反热。"因此燥性干涩,易伤津液。《素问·至真要大论》云:"岁阳明在泉,燥淫所胜,则霿雾清瞑。民病喜呕,呕有苦,善太息,心胁痛不能反侧,甚则嗌干面尘,身无膏泽,足外反热……燥胜则干。"指出燥邪具有干涩的特点,易耗伤人体的津液,造成津液亏损的病变,脏腑、清窍、肌肤失去濡养,表现为喜呕、善太息、心胁痛,甚至出现唾液减少、面尘无华、身无膏泽滋润等症状。

燥邪"内舍于肺,外在于皮肤",不仅能出现皮肤的干燥,还能侵犯肺、肝、肾等脏,表现为肺、肝、肾等脏的功能异常以及其所属经络循行的症状表现。如《素问·热论》云:"五日,少阴受之,少阴脉贯肾络于肺，系舌本，故口燥舌干而渴。"《素问·气交变大论》云："岁金太过，燥气流行，肝木受邪。民病两胁下少腹痛，目赤痛，眦疡，耳无所闻。""岁木不及，燥乃大行，生气失应，草木晚荣，肃杀而甚，则刚木辟著，柔萎苍干。""岁火太过，炎暑流行，肺金受邪。民病疟，少气咳喘，血溢血泄注下，嗌燥耳聋。"《素问·五常政大论》亦云："阳明司天，燥气下临，肝气上从，苍起木用而立，土乃眚。凄沧数至，木伐草萎，胁痛目赤，掉振鼓栗，筋痿不能久立。""涸流之纪，是谓反阳……其动坚止，其发燥槁，其脏肾。"均描述了燥邪侵犯肺、肝、肾等脏后出现口燥舌干、目赤痛、眼角溃疡、耳聋、筋痿、发燥等症状。

"燥"在痹证的形成中亦扮有重要的角色。《素问·痹论》曰："痹或痛，或不痛，或不仁，或寒，或热，或燥……"指出燥能致痹，或者燥是痹的表现之一。这是有关燥痹最早的经典论述。

2.《伤寒杂病论》对"燥"进行了初步拓展

东汉张仲景的《伤寒杂病论》作为第一部将理论联系实际的临床诊疗专书，奠定了理、法、方、药的基础，在医学史上有重要地位。《伤寒杂病论》中虽然没有专门论述燥证的独立章节，但其关于"燥"的散在描述，包括了症状、病因病机、证候规律、治则等，对指导临床具有重要意义。

《伤寒杂病论》关于燥证的症状，主要为鼻、唇、口、齿、皮肤等干燥表现之"鼻燥""唇燥""舌燥""舌上燥""喉燥""前板齿燥""咽中干""口渴""肌肤甲错"，以及"胃中干燥""大便难""燥屎"等胃肠干燥症状表现。如鼻燥见于"脉浮，发热，口干，鼻燥，能食者则衄"；舌上燥见于"舌上燥而渴""舌上干燥而烦"；咽中干见于"伤寒，脉浮，自汗出，小便数，心烦，微恶寒，脚挛急，反与桂枝欲攻其表，此误也，得之便厥逆，咽中干，烦躁吐逆者，作甘草干姜汤与之，以复其阳"；口渴见于"伤寒无大热，口燥渴，心烦"等；胃中干见于"胃中干，烦躁不得眠，欲得饮水者，少少与饮之，令胃气和则愈"；燥屎见于"若不大便六七日，恐有燥屎，欲知之法，少与小承气汤，汤入腹中，转矢气者，此有燥屎也，乃可攻之"等。

而其病机，不仅包括了热病久病对津液的耗伤出现"亡津液而胃燥"，还指出了水湿内停、脾不散津、阳虚不化、瘀血等均导致局部津液敷布障碍出现燥象。依据不同病机，确立了不同治法，创立了清热养阴、健脾化湿、温阳通脉、泄热逐水、化瘀通络等敷布津液方法，如"服桂枝汤，大汗出后，大烦渴不解，脉洪大者，白虎加人参汤主之""伤寒解后，虚羸少气，气逆欲吐，竹叶石膏汤主之"，均指出热盛伤阴，津伤化燥，或以白虎加人参汤清气泄热、益气生津，或以竹叶石膏汤清泄余热、益气养阴；"太阳病，发汗后，大汗出，胃中干，烦躁不得眠，欲得饮水者，少少与饮之，令胃气和则愈；若脉浮，小便不利，微热消渴者，五苓散主之"，即指膀胱蓄水证之因水饮内停，津液不行，不能上承于口，以五苓散温阳化气利水，助津液敷布；"阳明病……若脉浮发热，渴欲饮水，小便不利者，猪苓汤主之"，即指水热互结，阴伤于下，津液已亏所致，治以猪苓汤清热利水，育阴润燥；"太阳病，重发汗而复下之，不大便五六日，舌上燥而渴，日晡所小有潮热，从心下至少腹硬满而痛，不可近者，大陷胸汤主之"，即为津伤胃燥与水热互结并见，以大陷胸汤峻下水饮、泄热破结。《金匮要略·惊悸吐衄下血胸满瘀血病脉证治第十六》中有"病人胸满、唇痿、舌青、口燥，但欲漱水不欲咽"的描述，《金匮要略·血痹虚劳病脉证并治第六》指出："五劳虚极，羸瘦，腹满不能饮食，食伤、忧伤、饮伤、房室伤、饥伤、劳伤、经络荣卫气伤，内有干血，肌肤甲错，两目黯黑，缓中补虚，大黄䗪虫丸主之。"认为瘀血也是导致津液敷布障碍的重要因素，瘀血内停，津液不行，不能上承于口故见口燥、唇痿，不能濡养肌肤则见肌肤甲错，主张用大黄䗪虫丸缓中补虚，治疗因瘀血所致的肌肤甲错之皮肤干燥症。这些治法方药具有重要的实用价值和意义，为后世治疗燥证拓宽了治疗思路和方法。

二、隋、唐、宋时期对"燥"病机、治法的发展

1.《诸病源候论》首以"燥"为纲，对病机进一步阐述

隋代巢元方《诸病源候论》是我国第一部专述病因病机与证候的书，

书中并没有记载治法和方药，却具有很强的资料价值。《诸病源候论》中也亦无明确关于燥证的记载，但对于"燥"的病机有了进一步的阐述，并且首次以"燥""湿"作为疾病分类的纲领。

《诸病源候论》在《黄帝内经》的基础上，主要从以下三方面进一步阐述了"燥"：

一是依从《素问·阴阳应象大论》中"燥胜则干"之义，指津液亏损之变。津液亏损的原因又分为精血津液耗伤、热邪伤津化燥、肾虚成燥的不同，如"夫产血水俱下，腑脏血燥，津液不足，宿夹虚热者，燥竭则甚，故令渴"，即指妇人产后大量失血导致津液不足，不能濡养脏腑，阴虚内热，热盛则津枯，津液不能滋润口唇则口干、口渴，并提出"血燥""脏燥"的概念；"虚劳口干燥候"中指出，"此由劳损血气，阴阳断隔，冷热不通，上焦生热，令口干燥也"，即虚劳病人的口干燥，是由于本已血虚，又因上下不通而上焦生热，热进一步灼伤津液所致；"手少阴，心之经也，其气通于舌；足太阴，脾之经也，其气通于口，腑脏虚热，气乘心脾，津液竭燥，故令口舌干焦也"的描述，指出脏腑虚热，津液亏损，热乘心脾，脾开窍于舌，心开窍于口，故出现口舌干焦的症状；"小儿伤寒渴候"中提到"伤寒是寒气客于皮肤……其渴者，是热入脏，脏得热则津液竭燥，故令渴也"，指出寒热日久化热，热邪炽盛，内灼脏腑阴精，津液枯竭不能上润口舌，因此表现为口渴，这都指出精血津液的耗伤与阴虚内热互结会导致津液亏损。肾虚成燥则是在《黄帝内经》"肾恶燥""肾苦燥"的基础上，提出了"肾燥"的概念。在外感疾病如"伤寒渴候""温病渴候""时气渴候"，均提到由于"热气入于肾脏，肾恶燥，热气盛，则肾燥，肾燥故渴而引饮也"。肾为先天之本，内蕴元阴元阳。热邪侵入肾脏，耗伤肾中真阴，阴伤则干则燥，肾阴亏损则津液不足濡养失常，则表现为口渴多饮。在内伤疾病方面，如消渴病，也提到"此谓服石药之人，房事过度，肾气虚耗故也；下焦生热，热则肾燥，肾燥则渴"，房事过度，肾精外泄过度，肾阴亏耗，阴虚内热，热邪灼肾中之水，真阴亏耗，则濡养乏源，表现为口干口渴。

二是指燥气的肃杀、萧条之意，"妊娠胎萎燥候"中指出："胎之在胞，血气资养。若血气虚损，胞脏冷者，胎则翳燥，委伏不长。"妊娠胎在胞中，胎儿的生长有赖于气血的滋养，如若气血亏损，胞宫寒冷，则胎儿得不到气血阴阳的充养而不能正常生长。"胎萎燥"即是取象类比之法，以秋之燥气的肃杀、萧条使植物枯萎类比胎儿的"委伏不长"。

三是指出"燥湿互存"这一复杂病机，如下痢甚而津液亏时，津亏脏燥故口渴，渴故饮水不止，而此时脾胃已虚，不能运化水液，水湿内停，流溢肌肉，发为水肿。"痢兼渴候"中云："痢则津液空竭，腑脏虚燥，故痢而兼渴也。渴而引饮，则痢不止，翻益水气，脾胃已虚，不能克消水，水气流溢，浸渍肌肉，则变肿也。"

除了论述"燥"的病机之外，《诸病源候论》还首次将"燥""湿"作为疾病分类的纲领，如"水气溢于皮肤，因令肿满，以指画肉上，则隐隐成文字者，名曰燥水也""随画随散，不成文字者，名曰湿水也"。这里的"燥水""湿水"是指水肿病这一疾病中的两种性质相反的水肿类型，"燥水"并不是指水肿病具有干燥的特点，而是具有与"湿水"相反的性质，故以"燥水"名之。这种以"燥""湿"作为疾病分类纲领的思想，为后世医家辨证提供了新的思路。

2. 唐宋时期对"燥"的认识

《备急千金要方》是唐代药王孙思邈的综合性临床医学专著，其所载医论、医方系统地总结了唐代以前的医学成就，被誉为中国最早的临床百科全书。《备急千金要方》偏于对方药的收录，在继承《黄帝内经》经典理论的仲景治"燥"治法的基础上有所创新和拓展，一定程度上揭示了当时治疗燥证的原则和法度，对于燥证的认识有了新的高度。

《备急千金要方》中记载"精极"之病与干燥综合征症状相似，表现为"五脏六腑衰，则形体皆极，眼视而无明，齿焦而发落""眼视不明，齿焦发脱，腹中满满，则历节痛"。在病因病机上，将"燥"与消渴病相结合，在病因上指出饮食不慎亦可致燥，是发为消渴的重要原因。"凡积久饮酒，未有不成消渴，然则大寒凝海而酒不冻，明其酒性酷热物无以加，脯炙盐咸，酒客耽嗜，不离其口，三之后。制不由己，饮啖无度，咀嚼酱不择酸咸，积年长夜，醋兴不解，遂使三焦猛热，五脏干燥，木石犹且焦枯，在人何能不渴。"嗜食炙、咸之物以及长期饮酒无度，会导致体内蕴热伤津，遂发为消渴。而房事不节亦能导致"肾中虚燥""肾气虚竭"，肾气虚衰则口渴、唇焦、便干、多尿，也能导致消渴的发生。

失治误治也会导致津液的耗伤，如"伤寒，吐下后未解，不大便五六日，至十余日，其人日晡所发潮热，不恶寒，犹如见鬼神之状。剧者，发则不识人，循衣妄撮，怵惕不安，微喘直视，脉弦者生，涩者死。微者，但发热谵语，与承气汤，若下者，勿复服。大下后，口燥者，里虚故也。"指出伤寒不大便五六日，发热谵语者，应与承气汤急则治标，下后不可继服。如果大下会导致津液耗伤，出现口干燥等津伤之症。

在治疗上，不局限于以养阴生津之品滋阴润燥，更灵活运用了酸味药收敛滋阴，与甘寒配伍酸甘化阴，同时配伍益气升阳、辛温发散之品促进津液的蒸腾、运化、敷布。如以润脾膏治疗"脾热唇焦枯无润"，使用大量生地黄、麦冬、天冬、猪膏等养阴生津药物的同时，还配伍了益气升阳的黄芪、升麻，辛温发散的细辛、川芎；如治疗"口干燥内消"的酸枣丸，则使用了大量的酸枣、石榴子、乌梅等，这些都是酸涩之品，能收敛津液，防止津液继续亏损，且"唯取桂通阳气，葛行津液，石蜜温脾，茯苓安胃，麦冬滋肺，栝楼根止渴，覆盆子助阳，亦能收敛精血也"（《千金方衍义》），与茯苓、麦冬、石蜜、天花粉、葛根等甘味之品相伍，取"酸甘化阴"之用，酸甘生津液缓解口干的症状。而对于房事不节导致的"肾中虚燥""肾气虚竭"则以补肾填精为主，如菟丝子、肉苁蓉、巴戟天、山茱萸、牛膝等，甚至提出直接以猪肾作为养肾药，有同气相求之意。

《外台秘要》涉及对燥的病机的阐发，由于基本上引用了《诸病源候论》和《备急千金要方》的相关论述，在燥的病机理论方面不外是"津伤致燥"和"肾虚生燥"两端。及至宋代，《太平圣惠方》《太平惠民和剂局方》和《圣济总录》等大型方书的编撰，注重脏腑辨证，如"凡肺气通于鼻，主于涕，若其脏夹于风热，则津液不通，皮毛枯燥，两颊时赤，头痛鼻干，故令无涕也"，赞同："夫手少阴心之经也，其气通于舌；足太阴脾之经也，其气通于口。腑脏虚热，热气乘心脾，津液竭燥，故令口舌干燥也。"将"燥"与心、肺等相联系进行论述，治疗上也更具针对性，如麦门冬散中以麦冬、犀角清心除热、滋阴润燥，桑白皮根散以桑白皮、石膏清泄肺热等；同时燥证的甘寒法治疗运用得更加广泛具体，如《圣济总录》中生地黄饮方中，以大量生地黄汁作为君药，以其甘寒之性奏清热生津、滋阴润燥之功。

陈无择以《金匮要略》中"三因致病"为基础，提出了著名的"三因论"，明确指出"然六淫，天之常气，冒之则先自经络流入，内合于脏腑，为外所因""夫六淫者，寒、暑、燥、湿、风、热是也"，认为"燥"作为六淫之一，是导致外感致病的病因之一。但是，由于他同时秉持了"暑热一气，燥湿同源"的观点，所以他实际论述的是风、寒、暑、湿四气，而对燥气伤人致病的特点没有深入展开。

三、金元医家奠定燥证理论形成基础

金元时期，学术上百家争鸣，百花齐放，在中医学领域中最具有代表性的是"金元四大家"刘完素、李东垣、张从正、朱丹溪。四大家基于自身的临床实践，提出了自己的独特学术观点，为燥证理论形成奠定了基础。

《素问·至真要大论》中病机十九条"独遗燥气"，刘完素在《素问·玄机原病式》中据此补充了对燥的病机的论述，"诸涩枯涸，干劲皴裂，皆属于燥"，这是对燥邪致病及临床表现的总概括。"涩枯者，气衰血少，不荣于皮肉，气不通利，故皮肤皴揭而涩也，及甚则麻痹不仁""涩，指物湿则滑泽，干则涩滞，燥湿相反故也""枯，不荣旺也；涸，无水液也；干，不滋润也；劲，不柔和也""皴裂，皮肤启裂也"，即不荣旺、无水液、不滋润、不柔和，肌肤肢体麻木不仁，都是燥邪致病的表现。同时，刘完素对病因、病性等方面均有独特的论述，认为形成燥类病证的直接原因是津液缺失，而津液缺失又有火热、风、湿、寒、瘀五个方面，并提出燥邪具有寒凉与风热两种类型，二者看似矛盾，实则不然。"凉极而万物反

燥""寒能收敛腠理，闭密无汗而燥"与"风热耗损水液，气行壅滞，不得滑泽通利则皮肤燥裂，肢体麻木不仁"，前者是由于寒邪侵袭闭阻气机，腠理肌表疏泄失司，腠理致密，营卫之气不得开合，气不布津而皮毛干燥；后者是指风热之邪侵袭机体耗伤津血，气血运行不畅，津液敷布失常导致皮肤失养则燥裂，四肢关节失养则麻木不仁。《宣明方论·燥门》也指出"风热火同阳也，寒湿燥同阴也""金燥虽属秋阴，而其性异于寒湿，而反同于风热火也"。治疗上也据此有不同的立法。针对"寒闭气机"为燥，可辛散温阳，治之可解；而针对燥之证候干枯燥热，治疗时"宜开通道路，养阴退阳，凉药调之，营血流通，麻木不仁，涩涸干劲皴揭皆得其所，慎毋服乌附之药"，以"通利"与"润养"并行，创"宜开通道路，养阴退阳，凉药调之""流湿润燥""当急疏利"等法，如人参白术散，清热与养阴、淡渗与辛升散之品并用，一升一降，结散邪去，道路开通。综上所述，刘完素认为燥证存在因于"寒"或因于"风热"两种看似矛盾的病因，既有沿袭《内经》燥气病的外燥证，也有别于仲景津液敷布障碍的内燥证，治疗上体现出多结构特点的构方思维，"开通道路"是治法实施的关键。

张从正是攻邪派的代表人物，在《儒门事亲》中对"燥"的病因、病机及治法方药做了详细阐述，其论"燥"以阳明燥金为中心，以火邪致燥为主。"人有枯涸皴揭之病，非独金化为然，盖有火以乘之，非湿剂莫能愈也"，认为火邪伤津致燥。又将"燥"按部位的不同，分为外、上、中、下四种，《儒门事亲·卷七·燥形》云："粗工不知燥分四种，燥于外则皮肤皴揭；燥于中则精血枯涸；燥于上则咽鼻焦干；燥于下则便溺结闭。夫燥之为病，是阳明化也。水寒液少，故如此。然可下之，当择之药之。巴豆可以下寒，甘遂、芫花可下湿，大黄、朴硝可以下燥。"认为燥证的病机为阳明燥金的规律变化，从病变部位论述了燥邪侵袭机体不同部位所表现的不同证候，但其病机的核心归于阳明之病，必见大便不行，在治疗时应当选用大黄、朴硝清除阳明肠胃中燥邪，"大黄、朴硝可以下燥"；同时特别提出了对"臂麻、孕妇便结、偏头痛、腰胯痛"等顽证怪证多从"燥"治，如"偏正头痛,大便涩滞结硬,是三焦相火之经及阳明燥金胜也,燥金胜,气血壅,上下不通,燥结于里,治以大承气汤,荡涤肠中垢滞结燥";并提出了燥病"先治于内,后治于外"的治疗顺序和"燥淫于内,治以苦温,佐以甘辛,以辛润之,以苦下之"的治疗大法,并创立了神功丸、麻仁丸、润体丸、润肠丸或四生丸、神芎丸等治燥名方,也已经注意到"肾水虚而火不下"的病机变化,治疗上应"降心火,益肾水",以四物汤、凉膈散等份用之。

李东垣为易水学派大家,以辨治脾胃虚损等内伤证见长,在其《脾胃论》《兰室秘藏》中,均列专题以论"燥",主要以燥结便秘为主要论述。《兰室秘藏·卷下·大便燥结门》系统论述了大便燥结的病因病机,认为饥饱失常、劳役过度、损伤胃气、过食辛热味厚之物都能导致火热内生,火伏血中,耗散阴液,津液亏损,不能濡养大肠,导致大便燥结,其病证有热燥、风燥、阳结、阴结、年老气虚、津液不足等多种类型。具体治疗上,"肾苦燥,急食辛以润之,结者散之。如少阴不得大便,以辛润之。太阴不得大便,以苦泄之。阳结者散之,阴结者温之。如血燥而不能大便者,以桃仁酒制大黄通之。风结燥而大便不行者,以麻子仁加大黄利之。如气涩而大便不通者,郁李仁、枳实、皂角仁润之。大抵治病必究其源,不可一概用巴豆、牵牛之类下之,损其津液,燥结愈甚,复下复结,极则以至导引于下而不通,遂成不救,噫!不可慎哉。"又云:"大便秘涩,或干燥,闭塞不通,润燥和血疏风。"为便秘的治法提供了系统的治疗方案,提供了润燥疏风的新思路,在对燥的辨治中提出了血燥、气燥的概念,初步建立了分气血辨治燥的思想,如通幽汤、润燥汤、润肠丸、活血润燥丸、升阳泻湿汤等。

朱丹溪是滋阴派的代表人物,倡导"阳常有余,阴常不足"的学术思想。《丹溪心法·卷一·燥结十一》中专论燥邪致病,以"燥结血少,不能润泽,理宜养阴"为纲,指出燥结之证主要是因为阴亏血少,治疗上重视养阴,如用四物汤减较燥之川芎,留白芍、生地黄、当归身,佐陈皮、黄芩、生甘草等治疗大肠虚秘而热,其中陈皮、甘草调中理气,白芍、生地黄、黄芩、当归清热养血滋阴，使气血调和热清而便秘自去。同时，《格致余论》云："燥热已多，血伤亦深，须淡食以养胃，内观以养神，则水可生而火可降。"强调了饮食和情志疗法在燥证调养中的重要作用。

四、明清时期燥证理论趋于成熟

明清时代，关于"燥"的论述更加丰富，诸多医家对"燥"开展了更加详细的研究。明代医家虞抟在《医学正传》中以"燥证"为名设立专篇论燥，初步从内外分论燥证，内燥则"血液衰少，不能荣养百骸"，筋脉失养，则表现为"肝主于筋，而风气自甚，又燥热加之，则筋大燥也""燥金主于收敛，其脉紧涩，故为病劲强紧急而口噤也"，燥热伤及脾胃阴液则"或病燥热太甚而脾胃干涸成消渴者"。在论述外感燥邪时，认为："燥金虽属秋阴，而异乎寒湿，故反同其风热也。故火热胜，则金衰而风生，缘风能胜湿，热能耗液而反寒，阳实阴虚，则风热胜于水湿而为燥也。"燥金虽然性质属阴，但致病特点更类似风热，风可胜湿，热可伤津，所以外燥邪致病会因为"风热燥各微甚不等"，而出现"或风热燥甚怫郁在表而里气平者，或善伸数欠筋脉拘急，或时恶寒筋惕而搐，又或风热燥并而郁甚于里，故烦满而或秘结也，及风痫之发作者，由热甚而风燥为其兼化，涎溢胸膈，燥烁而瘛疭昏冒僵仆也"等不同症状表现，脉象则以"脉紧而涩，或浮而弦，或芤而虚"为主。虽然分论内燥外燥，但治疗上推崇朱丹溪，总以养血润燥为主，擅用润剂滋阴养血。

李梴则首别"燥"之内外。《医学入门》云："燥有内外属阳明。"并详细论述其内外燥的病因："外因时值阳明燥令，久晴不雨，黄埃蔽空，令人狂惑，皮肤干枯屑起。内因七情火燥，或大便不利亡津，或金石燥血，或房劳竭精，或饥饱劳逸损胃，或炙爆酒酱浓味，皆能偏助火邪，消烁血液。"其中内燥可累及五脏，"入肝则筋脉劲强、紧急口噤，发为风痫，或手足瘫痪偏枯，或十指反而莫能搔痒，或为雀目内障；入心则昏冒僵仆，语言謇涩；入脾则膈满不食，或善饥而瘦，或伤积变为水肿腹胀；入肺则毛焦干疗、膹郁咳嗽；入肾则津液竭而烦渴，及骨蒸秘结"，最终都"总皆肺金所主，阳明与肺为表里也"，治疗上"燥者润之，养血之谓也"为原则，"大抵宜甘寒润剂，忌辛香动火及一切发汗之药"，主张"气虚者琼玉膏，津虚者单五味子膏，血虚者地黄膏"。如果恰逢天气干燥之际，还可以加量，即"凡病遇天燥，亦宜量加此等润剂"，注重天人合一的治疗，在"燥结"证中，认为"燥属少阴津液不足，辛以润之；结属太阴有燥粪，苦以泻之"，更进一步强调了"凡结后，仍服润血生津之剂，免其再结再通，愈伤元气"，充分展现"治未病"的预防思想。

张景岳持有"邪虽有六，化止阴阳"的观点，在《景岳全书·卷之一·表证篇》论述："湿燥二气，虽亦外邪之类，但湿有阴阳，燥亦有阴阳……燥从阳者因于火，燥从阴者发于寒，热则伤阴，必连于脏。寒则伤阳，必连于经。"认为燥分阴阳寒温表里，里证因"燥胜则阴虚，阴虚则血少"，"血燥"是缘于肾水不能滋养肝木，《景岳全书·虚损》中云："然真阴所居，惟肾为主。盖肾为精血之海，而人之生气，即同天地之阳气，无非自下而上，所以肾为五脏之本。故肾水亏，则肝失所滋而血燥生。"所以表现为"或为牵引，或为拘急，或为皮腠风消，或为脏腑干结，此燥从阳化，营气不足，而伤乎内者也"，应以"养营补阴为主"。外证因"若秋令太过，金气胜而风从之，则肺先受病，此伤风之属也，盖风寒外束，气应皮毛，故或为身热无汗，或为咳嗽喘满，或鼻塞声哑，或咽喉干燥，此燥以阴生，卫气受邪，而伤乎表者也"，此为寒燥之证，"治当以轻扬温散之剂，暖肺去寒为主"，这也为后世喻昌的秋燥论奠定了重要基础。

喻嘉言在《医门法律》中专著"秋燥论"，完整地论述了秋燥致病及立法处方，首创"秋燥"证治方论，并对内燥、外燥做了详细的比较，"燥有表里气血之分也"。在有关外燥的论述中，他指出《素问·生气通天论》中"秋伤于湿，上逆而咳，发为痿厥"及《素问·阴阳应象大论》中"秋伤于湿，冬生咳嗽"为误传，认为按照天之顺序，应为"秋伤于燥"，而"春月地气动而湿胜，斯草木畅茂；秋月天气肃而燥胜，斯草木黄落；春分以后之湿，秋分以后之燥，各司其政"，故"秋伤于燥"实为"秋分之后伤于燥"，燥邪"先伤上焦华盖"，多犯上焦肺系，"秋伤于燥，上逆为咳，发为痰厥"，最易伤肺而咳，且具有伤肺克肝之性，"燥金所伤，本摧肝木，甚则自戕肺金"，治疗上提出"凡治燥病，须分肝肺二脏见证，肝脏见证，治其肺燥可也，若肺脏见证，反治其肝，则坐误矣！医之罪也"的辨肝肺之见证，创立了清燥救肺汤，由桑叶、煨石膏、生甘草、人参、胡麻仁、阿胶、麦冬、杏仁、枇杷叶等药物组成，治疗诸气膹郁、诸痿喘呕等肺之燥证。内燥方面，他遵从"燥胜则干"之旨，"夫干之为害，非遽赤地千里也，有干于外而皮肤皱揭者，有干于内而精血枯涸者，有干于津液而荣卫气衰，肉烁而皮著于骨者，随其大经小络，所属上下中外前后，各为病所"，指出燥邪干涩，易耗伤津液，容易侵犯机体经络等各个部位。侵犯于机体不同部位则有不同的临床表现，侵袭皮肤则表现为皮肤皲裂，侵犯机体内部则耗伤津血精液，侵犯津液则营卫失和，气血衰减，肌肉失养而消瘦，且"燥病必渴"，是因为"燥热亡液"，有"有心肺气厥而渴；有肝痹而渴；有脾热而渴；有肾热而渴；有胃与大肠结热而渴；有小肠痹热而渴；有因病疟而渴；有原素食肥甘而渴；有因醉饮入房而渴；有因远行劳倦，遇大热而渴；有因伤害胃，干而渴；有因风而渴"等不同。内燥的治疗不局限于《内经》中"燥者润之"之意，更是认为燥证正治法为"治以苦温，佐以甘辛，本为正治"，"治燥病者，补肾水阴寒之虚，而泻心火阳热之实，除肠中燥热之甚，济胃中津液之衰，使道路散而不结，津液生而不枯，气血利而不涩，则病自已矣"。

叶天士在《临证指南医案》中多处提及燥证，在卷五和卷十更是专立燥论。《三时伏气外感篇》云："秋燥一证，颇似春月风温。温自上受，燥自上伤，均是肺先受病。但春月为病，犹是冬令固密之余；秋令感伤，恰值夏月发泄之后。其体质之虚实不同。初起治肺为急，当以辛凉甘润之方，气燥自平而愈。若果有暴凉外束，只宜葱豉汤加杏仁、苏梗、前胡、桔梗之属。"已喻含"凉燥""温燥"之义。《临证指南医案·卷五·燥》云："燥为干涩不通之疾，内伤外感宜分，外感者，由于天时风热过胜，或因深秋偏亢之邪，始必伤人上焦气分，其法以辛凉甘润肺胃为先；内伤者，乃人之本病，精血下夺而成，或因偏饵燥剂所致，病从下焦阴分先起，其法以纯阴静药柔养肝肾为宜。"指出在治疗燥证首辨外感内伤，提出"上燥治气，下燥治血"治燥大法，即外感燥邪初受，邪在上焦之肺，治疗上"当用轻药，以清上焦"，辛凉甘润、调治肺胃为法，在治疗内伤燥证当以纯阴静药柔养肝肾为主；如果邪侵日久，燥邪也会发生传变，"秋燥一症，气分先受，治肺为急，若延绵数十日之久，病必入血分，又非轻浮肺药可医""若气分失治，则延及于血；下病失治，则槁及乎上"，注重燥邪的卫气营血传变。在《临证指南医案·卷五·湿》中还论述了因湿生燥病机："湿为重浊有质之邪，若从外而受者，皆由地中之气升腾，从内而生者，皆由脾阳之不运。虽云雾露雨湿上先受之，地中潮湿下先受之，然雾露雨湿亦必由地气上升而致，若地气不升，则天气不降，皆成燥症矣，何湿之有。"

俞根初在叶天士的基础上，先是明确提出了"凉燥""温燥"之说："秋深出凉，西风肃杀，感之者多病风燥，此属燥凉，较严冬风寒为轻；若久晴无雨，秋阳以曝，感之者多病温燥，此属燥热，较暮春风温为重。""凉燥犯肺者，初起头痛身热，恶寒无汗，鼻鸣而塞，状类风寒，惟唇燥嗌干，干咳连声，胸满气逆，两胁窜疼，皮肤干痛，舌苔白薄而干，扪之戟手。"并认为"秋燥一症，先伤肺津，次伤胃液，终伤肝血肾阴"，将"上燥治气，下燥治血"的治燥大法扩充解释为"上燥救津，中燥增液，下燥滋血，久必增精"，成为后世治疗燥证的大法之一。

吴鞠通在叶天士"卫、气、营、血"理论的基础上，创造性地提出了温病上中下三焦分证论的三焦辨证的纲领和方法，编著成《温病条辨》，在卷一至卷三均设燥证专论。吴鞠通倡导沈目南"胜复气化理论"，从运气理论的角度解释了"凉燥""温燥"。在《温病条辨·补秋燥胜气论》中指出"秋燥之气，轻则为燥，重则为寒，化气为湿，复气为火"，秋燥的复气相当于温燥，胜气相当于凉燥，"盖燥属金而克木，木之子，少阳相火也，火气来复，故现燥热干燥之证""燥气寒化，乃燥气之正，《素问》谓'阳明所至为清劲'是也（《温病条辨·卷四·杂说·燥气论》)"。燥邪的传变以三焦为途径，如传入上焦，"燥伤本脏，头微痛，恶寒，咳嗽稀痰，鼻塞，嗌塞，脉弦，无汗，杏苏散主之"，"治以苦温，佐以甘辛"；如传入中焦，"燥虽传入中焦，既无表里证，不得误汗、误下，但以苦温甘辛和之足矣"，或"阳明燥证，里实而坚，未从热化，下之以苦温已从热化，下之以苦寒"；而当燥邪侵犯日久，"燥气延入下焦，搏于血分，而成者，无论男妇，化回生丹主之"，"系燥淫于内，治以苦温，佐以甘辛，以苦下之也"，可见吴鞠通对燥证的辨证治疗上颇有特点。

石寿棠在《医原》中将燥、湿作为辨证论治的两大纲领，认为："人禀天地之气以生，即感天地之气以病，亦必法天地之气以治。夫天地之气，阴阳之气也；阴阳之气，燥湿之气也。"立有"燥气论"专篇，从内外、寒热、气血等方面论述燥气之别。"外感之燥，津液结于上而为患""内伤之燥，精血竭于下而为患"，依据病机症状的不同辨析外感内伤之燥，外感燥证以"秋燥伤肺，气为燥郁"为病机，内伤燥证缘于"阴血虚不能营运乎百体，津液耗不能滋养乎三焦"，所以有"燥甚则目无泪而干涩"等表现。又云："独是外感、内伤宜分，寒燥、燥热尤不可混。"强调辨别寒热。治疗上，主张开通肺气以治外燥，"燥邪初起，在未化热时，宜用辛润开达气机，如杏仁、牛蒡、桔梗之属"，血肉有情之品等滋填润养以治内燥。

五、近代对干燥综合征的认识以及"燥痹"病名的提出

近代中医学对干燥综合征的认识，初始于20世纪70年代。彼时由于中医学对疾病的命名是依据病因、病机、临床表现等，中医界对干燥综合征的中医病名尚无统一认识，诸多学者从不同角度对本病的病名做出了积极而有益的探索，提出了多种不同的名称。1983年傅宗翰提出将"燥毒"作为干燥综合征的病名，取自《素问·五常政大论》中"太阴在泉，燥毒不生"，认为干燥综合征是燥证的特殊类型，具有发病隐匿、邪气深潜、病程冗长、根深蒂固、反复迁延难愈等特点，病变过程中"虚、痹、瘀"互结，治疗上需解毒与养阴生津法相结合治疗。冉雪峰、朱良春等医师也认为干燥综合征的"燥"具有邪毒的特点，燥毒为患，变化错杂，燥毒伤津耗阴，阻塞气机，燥毒伤络，血液溢于脉外，均可导致血液滞涩、阻滞、

不流通，导致瘀血的形成，瘀血进一步阻塞气机，影响全身津液的敷布，加重病情，所以治疗上强调贯穿活血化瘀，辅以养阴生津。1985年赵丽娟等认为本病应属"虚劳"范畴，提出补脾益气及阴阳双补的治则；也有学者因本病发展到后期可能会累及周身而称其为周痹；因其脏腑损害而有肝、肾等受损，称之为脏腑痹等。路志正在《路志正医林集腋·痹病杂谈·燥痹论治》中首次提出"燥痹"一名，认为燥痹的形成原因有三：①气运太过，燥气横逆，感而受之，燥痹乃成。②患寒湿痹证而过用大热辛燥之品，耗伤津液，使筋脉失濡。③素体肝肾亏虚，阴津不足，筋脉关节失于濡养，不荣而痛也。其主要病机是阴血亏虚，津液枯涸。在治疗时应当注意外感内伤，"外燥致痹多兼风热之邪，其治当滋阴润燥，养血祛风，方用滋燥养荣汤加减；内燥血枯，酌用活血润燥生津散加减。因误治而成者，既有津血亏耗，阴虚内热，又多兼湿邪未净之证，其治较为棘手，滋阴则助湿，祛湿则伤津，故应以甘凉平润之品为主，佐以芳香化浊，祛湿通络，方用玉女煎去熟地黄，加生地黄、玄参、藿香、茵陈、地龙、秦艽等。对素体阴亏者，当滋补肝肾，健脾益气，以'肾主五液''肝主筋''脾胃为气血生化之源'故也，方用一贯煎加减。"无论是外燥致痹还是内燥致痹，阴血亏虚、津液枯涸为主要病机，贯穿始终。1989年，全国中医痹病专业委员会所著《痹病论治学》采纳了此病名，指出燥痹是由燥邪（外邪、内燥）损伤气血津液而致阴津耗损、气血亏虚，使肢体筋脉失养，瘀血痹阻，痰凝结聚，脉络不通，导致肢体疼痛，甚至肌肤枯涩、脏腑损害的病证，得到学术界的广泛认可。

第二节　西医对干燥综合征的认识

西医有关干燥综合征的确切记载可追溯至120余年前。1888年波兰外科医生 Hadden 首先报道本病，描述了1例因为缺少唾液、泪液而出现口干、眼干症状的患者，病程迁延难愈，类似干燥综合征的表现及特点。1892年 Mikulicz 在患者的腮腺组织中发现大量淋巴细胞浸润，临床表现为双腮腺、颌下腺、泪腺肿大,当时被称为 Mikulicz 综合征。1925 年 Gougerot 描述 3 例因唾腺萎缩而引起干燥征的患者。1933 年,瑞典眼科医师 Henrick Sjögren 总结分析了所收集的 19 例干燥性角结膜炎同时伴有口腔干燥症状的病例,发现 13 例患者还伴有如慢性关节炎、贫血等全身性的病变,且妇女多见,他推测这是一种系统性全身性疾病,这理论被后世研究所证实,故本病被命名为 Sjögren 综合征。1965 年 Bloch 基于对 62 例患者的研究分析,首先提出了原发性干燥综合征(primary Sjögren's syndrome, pSS)这一概念,指出原发性干燥综合征不同于同时存在类风湿关节炎、系统性红斑狼疮、系统性硬化症等其他结缔组织病的干燥综合征,对其临床、病理做较全面概述,并发现它与淋巴瘤有一定联系。后本病的报道逐渐增多,20 世纪 70 年代,自身抗体中的抗 SSA(Ro)抗体和抗 SSB(La)抗体被证明与本病密切相关,奠定了本病是自身免疫病的基础。干燥综合征的诊断标准有哥本哈根标准(1977 年)、FOX 标准(1986 年)、欧洲诊断标准(1992 年)、EU-US 标准(2000 年)等,包括眼干、口干症状及体征、免疫检查、组织学证据等方面评价判断。

第二章

干燥综合征的病因与病机

干燥综合征是由燥邪（外燥、内燥）损伤气血津液而致阴津耗损、气血亏虚，使肢体筋脉失养、瘀血痹阻、痰凝结聚、脉络不通，导致肢体疼痛，甚则肌肤枯涩、脏器损害的病证。其基本病机为阴虚津亏，日久气阴两虚，因虚致瘀，瘀血阻滞，脉络不通，瘀结体内终致成毒，毒瘀互结，每与阴虚相伴，终致虚、毒、瘀互结为患，而发本病。

第一节　中医病因病机

一、病因

1. 外邪致燥：天行燥烈之气致燥

《素问·气交变大论》云："岁金太过，燥气流行，肝木受邪，民病两胁下少腹痛，目赤痛眦疡，耳无所闻。"为现存中医古籍中最早关于外燥致病的记载。天气有风、寒、暑、湿、燥、火六气，六气各司其政，若太过或不及，或非其时有其气，即成六淫，可侵犯人体，发为疾病。《医学入门·燥分内外》也记载："外因，时值阳明燥令，久晴不雨，黄埃蔽空，令人狂惑，皮肤干枯屑起。"由此可见，前人对外感燥邪是本病的发病原因之一、外燥致病的特点有了一定的认识。因阳明燥烈之气，如久晴无雨，骄阳似曝，干旱燥盛，大地皲裂，沟河干涸，禾稼枯萎，人居其中，身受燥气。路志正也认为："气运太过，燥气横逆，感而受之，燥痹乃成。""燥痹之发，缘由……天行燥邪或温热病毒，损伤津液。"并认为本病病因之一即为外感燥邪。秋日燥金主令，但燥邪并不仅局限于秋季，如石寿棠在《医原》中云："如久旱则燥气胜，干热干冷，则燥气亦胜。在春为风燥，在夏为暑燥，在秋为凉燥，在冬为寒燥。"说明一年四季均可有燥气，可与其他邪气相合出现。

燥邪具有干燥的性质，"燥胜则干"。《素问·至真要大论》云："燥淫所胜，则霿雾清瞑。民病喜呕，呕有苦，善太息，心胁痛不能反侧，甚则嗌干面尘，身无膏泽，足外反热。"燥邪最易耗伤津液，一些医家认为燥邪性质又有"寒燥"和"温燥"之别，如俞根初提出："秋深出凉，西风肃杀，感之者多病风燥，此属燥凉，较严冬风寒为轻；若久晴无雨，秋阳以曝，感之者多病温燥，此属燥热，较暮春风温为重。"但两者都能侵犯机体，耗损津液，导致机体出现一派燥热之象。

燥邪侵犯人体的途径是"燥气先伤上焦华盖"，此理论由喻嘉言所提，已被后世医家广泛认可。《内经》云："其在天为燥，在地为金，在体为皮毛，在气为成，在脏为肺。""审平之纪……其令燥，其藏肺、其畏热，其主鼻……其养皮毛，其病咳。"指出肺为娇脏，易为燥邪所伤。《医源》也曾指出："燥从天降，首伤肺金，肺主一身气化，气为燥郁。清肃不行，机关不利，势必干咳连声……气为燥郁，不能布津，则必寒热无汗，口鼻唇舌起燥，嗌喉干疼。又或气为燥郁，内外皆壅，则必一身尽痛，肺主皮毛，甚则皮肤干疼。"燥邪经肺系深侵人体，若卫气不足以抗邪，或病邪过于亢盛，则病邪可由表及里，循经入络，侵袭于肺，表现出"有干于外而皮肤皲揭者……有干于津液而荣卫气衰"的症状。

2. 正虚致燥：先天禀赋不足或后天失养消耗精血致燥

正虚致燥，或因素体为木形、火形之人，素禀阴虚体质，内有郁热，血中伏火，易阴虚火旺，易从热化、燥化，从而损伤津液。《景岳全书·燥有表里之不同》云："……盖燥盛则阴虚，阴虚则血少……此燥从阳化，营气不足而伤乎内者也，治当以养营补阴为主。"指出阴虚血少可致燥。或因年岁见长，中年以后精血渐衰，肝、脾、肾不足，《素问·上古天真论》云："女子……六七三阳脉衰于上，面皆焦，发始白；七七任脉虚，太冲脉衰少，天癸竭，地道不通，故形坏而无子也……丈夫……六八，阳气衰竭于上，面焦，发鬓斑白；七八，肝气衰，筋不能动，天癸竭，精少，肾脏衰，形体皆极。"其中女子更有月经、生产出血等阴液损耗，调摄不当亦可导致津枯燥生，如《诸病源候论》中记载："夫产血水俱下，腑脏血燥，津液不足，宿夹虚热者，燥竭则甚，故令渴。"或有阳气虚弱，不能运化、推动水谷津液。李东垣云："气少作燥，甚则口中无涎。泪亦津液，赖气之升提敷布，使能达其所，溢其窍。今气虚津不供奉，则泪液少也，口眼干燥之症作矣。""气少则津液不行",机体缺少津液精血的滋润,津液失布,发为本病。或因各种慢性疾病,内耗精血,日久不愈,精血亏虚而阴液不足;或因饮食不节,素喜肥甘厚味,损伤脾胃,痰湿内生,喜辛辣刺激之品,过量饮酒,扇风动血,体内蕴热内生,耗伤津液,导致津液内亏。《备急千金要方》言明"凡积久饮酒,未有不成消渴……三焦猛热,五脏干燥,木石犹且焦枯,在人何能不渴"。或房事不节,"肾中虚燥""肾气虚竭",肾精亏损,精血同源,遂发为燥证。

3.瘀血、痰湿等有形之邪阻滞气机致燥

人体津液正常的输布代谢有赖于气机的调节,有赖于肺气的宣发肃降及肝通调一身之气机的功能。《素问·经脉别论》云:"饮入于胃,游溢精气,上输于脾,脾气散精,上归于肺,通调水道,下输膀胱,水精四布,五经并行。"这是对津液的生成、输布过程的概括说明。一旦气机失调,则可造成人体津液输布代谢异常,出现一系列口眼、肌肤黏膜干燥的症状表现。

《金匮要略·血痹虚劳病脉证并治第六》最早提出了瘀血致燥的发生机理,"病人胸满,唇痿舌青,口燥,但欲漱水不欲咽,无寒热,脉微大来迟,腹不满,病人言我满,为有瘀血也。"内有瘀血也是导致燥证发生的重要原因。《血证论》在论述瘀血致燥的机理中云:"有瘀血,则气为血阻,不得上升,水津因不得随气上升。"指出瘀血致燥是由于燥邪日久伤阴,损耗津液,渐致血少津枯。《医学入门》云:"盖燥则血涩而气液为之凝滞,润则血旺而气液为之流通。"血液沉涩重浊,又加气虚无以推动血液运行,则瘀血内生,瘀血又进一步阻碍了气机,加重了津液敷布障碍,《医原·百病提纲论》云:"气结则血亦结,血结则营运不周,而成内燥。"血虚、血瘀不能濡养口、目、肌肤、脏腑,发为燥证,可见口渴不欲饮、口唇青紫、皮肤缺乏弹性等症状。董振华等还认为,久瘀之后必有伏阳,此种"伏阳"日久必伤及人体津液,燥热内生,而瘀血不仅可致燥,还可与燥邪相互作用,进一步加重病情,出现面色暗黑、紫癜样皮疹、腮腺肿大、雷诺现象、舌暗瘀斑等临床表现。

早在《伤寒论》中，张仲景即提出膀胱蓄水证之因水饮内停，津液不行，不能上承于口，表现为"胃中干……烦热消渴者"，叶天士指出："湿为重浊有质之邪，若从外而受者，皆由地中之气升腾，从内而生者，皆由脾阳之不运。虽云雾露雨湿上先受之，地中潮湿下先受之，然雾露雨湿亦必由地气上升而致，若地气不升，则天气不降，皆成燥症矣，何湿之有。"《医源》也云："湿郁则不能布津而又化燥。"指出痰湿之邪亦可致燥，若五脏功能失调，津液不能正常输布代谢，日久可聚为痰湿，从而阻遏阳气，痹阻经络，又或阳气不足，痰湿不得运化，津液无阳气蒸发敷布亦可发为内燥，进一步加重津液的生成及输布障碍，脏器组织失于濡润而出现一系列干燥症状。周仲瑛还认为，人体内一旦存在过多痰湿，若久郁一处则必然化热，影响脏腑功能，造成体内津液生成障碍，导致内燥。

4. 失治误治、金石药毒导致津伤致燥

误用汗法、利法、下法，或温补过度都会重伤津液。治疗如果不当汗而误用汗法，或汗不得法，或发汗太过，或过多使用渗利之剂，或热证燥结中反复使用下法反亡其津液，或温补过甚，药性辛燥，都会直接导致津液的流失损耗，脏腑经络失去濡养从而发为内燥。历代医家对此比较重视，多有言明。如《备急千金要方》云："伤寒，吐下后未解，不大便五六日……微者，但发热谵语，与承气汤，若下者，勿复服。大下后，口燥者，里虚故也。"指出伤寒已吐下后仍不解者，如果仍然不大便，应与承气汤中病即止，不可继服，否则会导致津液耗伤，出现口干燥等症。喻嘉言在《医门法律》中指出："金石燥血，消耗血液。"过服金石丹药、温燥之剂等，会化燥消灼人体津血阴液。吴鞠通在《温病条辨》明确指出："温病小便不利者，淡渗不可与也，忌五苓、八正辈。"温热病常常"火有余而阴不足"，已伴小便不利者，表明此时津液已伤，若再使用淡渗之剂，会导致津液更加亏损，当以滋阴泻火为急要。清热泻火之药大多苦寒，如果重用清法，苦寒过甚，则会化燥伤阴，导致津液敷布不顺。

5. 燥毒致病

近现代医家依据本病具有发病隐匿、邪气深潜、病程冗长、根深蒂固、反复迁延难愈等特点，提出燥毒致病之说。燥毒取自《素问·五常政大论》："寒热燥湿，不同其化也……太阴在泉，燥毒不生，其味咸，其气热，其治甘咸。"毒是指各种内外邪气内蕴蓄积体内，形成的对人体具有特殊、强烈损伤作用的致病因素。毒乃邪之渐也，傅宗翰、冉雪峰、朱良春等医家持此观点。傅宗翰认为，燥毒蕴结及先天体质禀赋是导致干燥综合征发生的关键，有燥毒型、阴伤型、气虚型、涩滞型四种类型，其中燥毒型应予清燥解毒、泄热降火，且解毒清燥法应贯穿整个治疗过程。朱良春推崇冉雪峰"燥甚化毒"之说，认为干燥综合征虽有燥证之象，但并非外感燥邪或某种因素直接所致，实乃由于燥邪日盛，蕴久成毒，煎灼阴津，伤及五脏，耗津损血，不能濡养形体百骸，乃致关节、经络、肌肤不充、不荣、不润、不温，故两眼干涩红肿，泪唾减少，口鼻干燥，饮食不下，口腔破溃，反复不愈，皮肤黏膜干燥，肌肤甲错，毛发焦枯等五官九窍皮肤失其滋润，五脏六腑失其所养则肺肾功能异常，甚者并发关节或肌肉疼痛，使病程缠绵难愈；同时毒邪深伏痼结于体内，难以搜剔祛除，燥毒渐盛，燥热伤阴，炼液为痰，津血暗耗，血行涩滞不畅而致痰瘀，燥毒损耗正气，正气日亏而病久邪气入络，气虚致血脉运行不畅进一步加重血瘀，脉络瘀阻也是燥痹的重要病机。所以治疗时"顾护阴液之根本，治本尤重脾肾"，同时"燮理阴阳重培本，虫草搜剔治顽疾"，主张滋阴固本的同时，也要使用虫类药物祛瘀化痰、蠲痹通络。

二、病机

津液是机体一切正常水液的总称，包括各脏腑组织器官的内在体液及其正常的分泌物，如外在分泌物泪、涕，体内分泌物胃液、肠液等，是构成人体和维持人体生命活动的基本物质。"津"和"液"同属于水液，《灵枢·决气》云："何谓津？岐伯曰：腠理发泄，汗出溱溱，是谓津。何谓液？岐伯曰：谷入气满，淖泽注于骨，骨属屈伸，泄泽，补益脑髓，皮肤润泽，是谓液。"津较清稀，含水量多，其滋润作用大于液；液较稠厚，营养丰富，其营养作用大于津。布散于体表的津液滋润皮肤，温养肌肉，使肌肉丰润，皮肤毛发光泽；注入体内的津液能濡养和滋润脏腑，维持各脏腑器官的正常功能；注入孔窍的津液，具有滋润和保护口、眼、鼻等孔窍的作用；渗入骨髓的津液能充养骨髓、脊髓和脑髓的作用；渗入关节的津液能滑利关节；进入血脉的津液具有充养和滑利血脉的作用，也可成为血液的重要组成部分，使血液充足，环流不息。津液具有滋润和濡养人体的作用，其生成和敷布有赖于五脏功能协调和气机正常的升降出入。在正常情况下，人体阴阳之间处于相对的平衡状态，津液作为阴精的一部分，有调节阴阳平衡的作用。

干燥综合征的表现包括了口干、眼干和其他病变，干燥是其基本特征，诸多医家各抒己见，从脏腑经络、气血津液、卫气营血、三焦等方面阐述本病病机，但总离不开"津液亏虚"这一病机基础。本病病机主要在于燥邪侵犯三焦，五脏的功能异常，气血运行失司，导致瘀血、痰浊、邪毒等内蕴互结，导致燥盛津伤、津液亏虚，最后综合导致本病发生。

1. 从脏腑经络论病机

早在《内经》中就已有将本病证与脏腑经络相关联的论述。《素问·热论》云："少阴受之，少阴脉贯肾络于肺，系舌本，故口燥舌干而渴。"《素问·气交变大论》云："岁金太过，燥气流行，肝木受邪。民病两胁下少腹痛，目赤痛，眦疡，耳无所闻。""岁火太过，炎暑流行，金肺受邪。民病疟，少气咳喘，血溢血泄注下，嗌燥耳聋。"指出燥伤五脏，五脏功能失调，会导致一系列病证。《诸病源候论》中有"手少阴心之经也，其气通于舌，足太阴脾之经也，其气通于口，腑脏虚热，气乘心脾，津液竭燥，故令口舌干焦也"的记载，虞抟的《医学正传》中有"肝主于筋，而风气自甚，又燥热加之，则筋大燥也""或病燥热太甚而脾胃干涸成消渴者"的描述，都指出燥伤及心、脾、胃、肝等脏，脏腑虚热，津液亏损，失于濡养则出现口舌干焦、筋燥、消渴等症状。

（1）肝肾亏虚，阴液匮乏，内燥乃生　干燥综合征的病机为津液亏虚，其形成机理相对复杂，与肺、脾、肾、肝、心等脏腑密切相关。在五脏之中，肾为先天之本。《灵枢·经脉》云："人始生，先成精，精成而脑髓生。"肾内蕴元阴元阳，藏命门之火与真阴之水。肾阴，又称为原阴、真阴、真水、肾水，是全身阴液的根本，对机体各脏腑器官起着滋润濡养作用。如若肾阴不足，则真水匮乏，形体官窍得不到肾阴的滋养，则脏腑及官窍生理功能失常，如《诸病源候论》中云："热气入于肾脏，肾恶燥，热气盛，则肾燥，肾燥故渴而引饮也。""肾气虚耗故也，下焦生热，热则肾燥，肾燥则渴。"

《素问·五运行大论》云："北方生寒，寒生水，水生咸，咸生肾，肾生骨髓，髓生肝。"揭示了肝和肾之间相互联系、相互影响的密切关系。在先天，肝和肾同源于生殖之精；在后天，肝肾共同所受肾所藏先天后天综合之精所充养；肝肾同源于精血，肝肾的结构和功能体系通过精血这一环节而密切相关。肝肾同源又称为乙癸同源，其含义有三：其一，肝藏血，肾藏精，精血相生，精血同生，因此肝阴和肾阴相互滋生，肾水亏则肝失所滋，《景岳全书·虚损》云："然肾为精血之海……所以肾为五脏之本。故肾水亏，则肝失所滋而血燥生。"其二，肝和肾均内藏于相火，相火源于命门。其三，《医宗必读》载："东方之木，无虚不可补，补肾即所以补肝；北方之水，无实不可泻，泻肝即所以泻肾。"肝和肾虚实密切相关，相互制约，在治疗上可遵"虚则补其母，实则泻其子"之旨。因此肝和肾在生理上密切相关，在病理上也常相互影响。如肾阴不足则可引起肝阴不足，阴不制阳而导致肝阳上亢，称之为"水不涵木"。肾阴亏虚日久，必然导致肝阴不足，肝肾阴液亏虚，则机体全身失养，脏腑组织器官功能失调。

《素问·宣明五气》云："肾主骨。"《素问·阴阳应象大论》云："肾主骨髓。"肾藏精，精生髓，髓能养骨，肾精充足则骨骼才能得到充分的滋养，骨骼才能强健、致密。《灵枢·九针论》曰："肝主筋。"《素问·六节藏象论》又说："肝者……其充在筋。"肝藏血，筋骨的活动有赖于血液的充养。如若肝肾阴虚，精血不足，筋脉、骨骼得不到濡养，则筋脉屈伸不利，关节骨骼疼痛。《杂病源流犀烛·口齿唇舌病源流》云："齿者，肾之标，骨之本也。"齿为骨之余，齿与骨同出一源，皆由肾中精气所充养。牙齿的生长与脱落，与肾中精气密切相关。肾中精气不足，则齿骨得不到津液滋润充养，则牙齿干枯，日久则牙齿脱落。《难经·三十四难》云："肾在液为唾。"肾主水藏精，肾阴亏损则机体真阴不足，肾水不能上承，则唾液分泌失常，不能濡养口舌，则口舌干燥。《素问·宣明五气》曰："肝在液为泪。"《素问·金匮真言论》云："……开窍于目，藏精于肝。"《灵枢·脉度》云："肝气通于目，肝和则目能辨五色矣。"肝开窍于目，肝脏气血调和则目能分辨五色，如若精血亏虚，肝失濡养，目失濡润则两目干涩，视物模糊，泪液分泌减少。因此肝肾亏虚，则阴液匮乏，形体官窍得不到充分濡养，生理功能失常，内燥乃生，唾液分泌减少则口干，泪腺分泌失常则眼睛干涩，筋脉骨骼失养则关节疼痛、屈伸不利等。

（2）肺脾肾肝功能失调，津液运行失常　《素问·经脉别论》云："饮入于胃，游溢精气，上输于脾，脾气散精，上归于肺，通调水道，下输膀胱，水精四布，五经并行。"这是对津液的生成、输布和排泄过程的简要说明。在正常的生理状况下，津液的代谢通过胃的摄入、脾的运化与转输、肺的宣散与肃降、肾的蒸腾与气化，以三焦为通道，输送到全身，则化为汗液、尿液排出体外。由此可见，津液的敷布与代谢与肺、脾、肾、三焦等脏腑密切相关。

肺为华盖之脏，气之主，上通喉咙，外合皮毛，开窍于鼻。肺为水之上源，主宣发肃降，通调水道。肺通过宣发和肃降对体内津液的输布和排泄起着调节作用，使津液敷布全身，濡养形体官窍。虞抟在《医学正传》指出："燥金主于收敛，其脉紧涩，故为病劲强紧急而口噤也。"如若外感燥毒之邪侵袭肺脏或饮食、情志失调等内在病理因素伤肺，则肺的宣发与肃降功能失调，水液布散失常，外不能濡养皮肤、鼻窍，内不能濡养脏腑，形体官窍失养则表现为皮肤、鼻窍等干燥。

脾主"运化"，能对津液起吸收、转输和布散的作用。脾能将被吸收的水谷精微中的多余水分及时转输至肺、肾，从而通过肺、肾的气化功能实现津液的敷布。脾的运化功能健旺，则津液及时敷布机体百骸，濡养周身组织孔窍，也避免痰湿、水饮停聚。如果脾的运化功能减退，水液的运化、转输、布散失常，一则津液布散失常，不能充分滋润形体官窍，周身百骸失去濡养，则表现为皮肤、口鼻、四肢百骸等的干燥。脾又主四肢，主肉，舌为肉之余。脾的生理功能失常，则运化水谷和津液功能紊乱，精血津液生成与敷布失常，也能表现为舌体干燥，四肢肌肉关节疼痛。二则产生痰、湿、水饮等病理产物，滞于通道，阻碍气机、津液的运行，进一步加重津液运行障碍，津液不达全身或者导致局部津液障碍，也会导致干燥病证的发生。

肾藏先后天之精，肾精化为肾气，其中对机体有温煦、激发、兴奋、蒸化、封藏和制约阴寒等作用者称之为肾阳，又称为元阳、真阳、真火、命门之火。肾阳能够促进人体的新陈代谢，促进精血津液的化生并使之转化为能量，使人体各种生理活动的进程加快，产热增加，精神振奋。肾阳是一身阳气的根本。机体水液代谢有赖于肾中精气（肾阳）的蒸腾气化作用。《素问·逆调论》云："肾者水脏，主津液。"可见津液的代谢与肾阳密切相关。如若肾阳不足，蒸腾气化失司，水液布化失常，不能敷布全身，濡养机体。

肝主疏泄，疏即疏通；泄即发泄、升发。肝为刚脏，主升、主动，能够调畅全身气机。气机，即气的升降出入运动。机体的脏腑、经络、器官等的活动，全赖于气的升降出入运动，津液的输布代谢也同样有赖于气的升降出入运动。气机调畅则全身血脉调和，津液输布调畅；气机郁结，则气血津液运行失调，内生痰浊、瘀血、湿浊等病理产物，使气机痹阻更甚，则津液代谢失常，敷布障碍。同时肝的疏泄功能能够促进脾胃的运化，促进津液的生成与敷布。

（3）脾胃虚损，津液生化乏源　脾胃为后天之本，气血生化之源。胃主受纳，脾主运化，脾为胃行其津液，共同完成食物的消化吸收和精微之物的输布，从而滋养全身，故称脾胃为后天之本。

脾气升才能输布水谷津液，胃气降才能下行水谷糟粕，脾主升，胃主降，二者相反相成。脾胃功能正常，机体的消化吸收功能才能健全，才能化生水谷精微，为精气血津液的化生提供原料，才能使脏腑、经络、四肢百骸以及筋脉皮骨肉等得到充分的濡养。刘完素《三消论》云："脾本湿，虚则燥。"如果先天体弱，饮食摄入不足，或后天失养，嗜食肥甘厚味损伤脾胃，或过食辛辣，饮酒无度等，都会导致脾胃虚弱，气血津液生化乏源，气血津液不足则形体百骸不充，渐为干燥之症。

2. 从气血津液论病机

（1）气虚与气滞　气血津液是构成人体的基本物质，是脏腑、经络等组织器官进行生理活动的物质基础。气是不断运动着具有很强活力的精微物质；血基本上等同于血液；津液是一切正常水液的总称。气具有推动、温煦作用，故属阳；血和津液都是液态物质，具有濡养、滋润等作用，属阴。机体脏腑、经络、形体官窍进行生理活动的能量源于气血津液；气血津液的生成，有赖于机体脏腑、经络等组织器官的生理活动，二者无论是在生理方面还是在病理方面都有着密切的关系。气血津液的失调与干燥综合征的形成密切相关。李东垣从气血论燥，指出："如血燥而不能大便者，以桃仁酒制大黄通之……如气涩而大便不通者，郁李仁、枳实、皂角仁润之。"初步从气血方面阐述本病病机。

气是构成和维持人体生命活动最基本的物质。人体的气来源于父母的先天之精气、饮食物中的营养物质（即水谷之精气）和存在于自然界中的清气，通过肺脾肾等脏腑器官的综合作用将三者结合而生成。《难经·八难》云："气者，人之根本也。"《类经·摄生类》云："人之有生，全赖此气。"可见气对于机体的重要性。气是活力很强的精微物质，具有推动作用，对于人体的生长发育，各脏腑、经络等组织器官的生理活动，血的生成和运行，津液的生成、输布和排泄等，均有着推动和激发作用；而气升降出入的运动产生各种变化，成为气的气化作用，具体地说是指精气血津液各自的新陈代谢和相互转化。气血津液的生成，都需要将饮食物转化成水谷精微之气，然后再化生为气血津液，饮食物经过消化、吸收后，转变为糟粕等，都是气化作用的体现。气的升降出入失调，则导致气机不畅，气机不畅则气血津液运行失调，气化功能失调，气血津液代谢紊乱，化生乏源，津液亏损不能滋养脏腑、经络则表现为一种干燥失濡的状态。

气既能够促进血和津液的生成，同时还能推动血和津液的输布。如果久病体虚，或劳累过度，或营养不足，或脏腑功能减退引起气的消耗过度，或生成不足，会导致气虚或气机紊乱。气虚则推动无力，使血和津液生成不足或运行迟缓，引起脏腑器官得不到充分的濡养，目失濡润则眼睛干涩，口失濡润则口干舌燥，正如李东垣所云"气少作燥，甚则口中无涎……今气虚津不供奉，则泪液少也，口眼干燥之症作矣""气少则津液不行"等；如果气机紊乱则气血津液失调，津液代谢失常，运化输布紊乱，则表现为机体失濡的临床特征，"津液不布即成燥也"。

（2）血虚与血瘀　血是指红色的液态物质，是构成和维持人体生命活动的基本物质之一，具有很高的营养和滋润作用。血行脉中，内至脏腑，外达皮肉筋骨，环流不息，不断地营养和滋润全身的脏腑组织器官，以维持正常的生理活动。《难经·二十二难》云："血者濡之。"这是对血的营养和滋润最简要的概括。《金匮钩玄·血属阴难成易亏论》云："目得之而能视、耳得之而能听、手得之而能摄、掌得之而能握、足得之而能步、藏得之而能液、腑得之而能气、是以出入升降濡润宣通者，由此使然也。"指出目能视、耳能听、手能摄、掌能握等都是在血液的濡养作用下完成的，可见血的滋润、濡养对机体的重要作用。精血同源，都赖于后天脾胃生化，都能起濡养、滋润的作用。《读医随笔·气血精神论》云："津亦水谷所化，其浊者为血，清者为津，以润脏腑、肌肉、脉络，使气血得以周行通利而不滞者此也。凡气血中不可无此，无此则槁涩不行矣。"

《医原》云："阴血虚不能营运乎百体，津液耗不能滋养乎三焦。"朱丹溪指出："燥结血少。"如果血过度流失，或燥邪耗损，或生成不足，或血的濡养功能减退，均可引起血虚的病理变化，如"夫产血水俱下，腑脏血燥，津液不足，宿夹虚热者，燥竭则甚，故令渴"，脏腑血燥，失去濡养，津液不足，则表现为皮肤干燥无光，口眼鼻等孔窍干涩。久之则脏腑功能受损，肺失濡润则肺的宣降失司，则干咳、少痰；肝失濡润，津血同源，久之则肝血亏耗，则表现为两目干涩、视物昏花、爪甲失养等临床表现，故李梴有"燥因血虚而然，盖血虚生热，热生燥是也"（《医学入门》）、沈金鳌有"故燥之为病，皆阳实阴虚，血液衰耗所致"（《杂病源流犀烛》）、林珮琴有"燥有外因、有内因……因于内者，精血夺而燥生"（《类证治裁》）之论，精血亏虚是燥之根本。

本病病程日久，耗伤正气，患者常正气不足，此时气虚无力推动血液运行，或体内燥邪伤血，血液涩滞，血停留为瘀血，瘀血内阻气机，津不上行，也会进一步加重津液敷布障碍。《血证论》指出："有瘀血，则气为血阻，不得上升，水津因不能随气上布。"详细解释了血瘀气阻发为干燥之候的病机。《金匮要略·血痹虚劳病脉证并治第六》也有瘀血致燥的记载："病患胸满，唇痿舌青，口燥，但欲漱水不欲咽，无寒热，脉微大来迟，腹不满，其人言我满，为有瘀血。"认为瘀血也是导致津液敷布障碍的重要因素。如果瘀血日久，气机阻滞，渐或瘀血阻络，或瘀久化热，或与痰浊等有形之邪互结，日久燥盛成毒或阴虚化热，热蕴成毒，形成虚、瘀、毒交互为患，致使脉络损伤，窍道闭塞，脏腑受累，则更生变症，使病机更加复杂，临床表现更加多样。现代诸多临床研究证明，干燥综合征患者有不同程度的血流变学改变和微循环障碍。

3. 从三焦论本病病机

《诸病源候论》"虚劳口干燥候"中有"此由劳损血气，阴阳断隔，冷热不通，上焦生热，令口干燥也"的记载，即血虚虚劳病人因上下不通，上焦生热，热灼伤津液所致口干燥，为后世三焦论燥提供了思路。

三焦是中医藏象学说中一个特有的名词，六腑之一，位于躯体和脏腑之间的空腔，包含胸腔和腹腔，人体的其他脏腑器官均在其中，是上焦、中焦和下焦的合称。三焦是脏腑外围最大的腑，又称外腑、孤腑，与心包相表里。其功能是主持诸气，总司人体之气化，为元气和水谷运行的道路，有疏通水道的作用。三焦是气升降出入的通道，又是气化的场所，总司全身气机和气化的功能。《素问·灵兰秘典论》云："三焦者，决渎之官，水道出焉。"三焦疏通水道，是水液出入的通路。三焦既总司全身气机，又是全身水液代谢的通道，水液的运行全赖于气的升降出入，人体的气又依附于血和津液存在。三焦气机不利，则水液代谢失常，机体不能得到水液的濡养则表现为全身的干燥。

《黄帝内经》对上、中、下三焦的位置及分界已有粗略描述，《灵枢·营卫生会》云："上焦出于胃上口，并咽以上，贯膈而布胸中……中焦亦并胃中，出上焦之后……下焦者，别回肠，注于膀胱而渗入焉。"《难经·三十一难》云："上焦者，在心下，下膈，在胃上口。""中焦者，在胃中脘，不上不下。""下焦者，当膀胱上口。"以膈作为上、中两焦的分界处，以胃下口作为中、下两焦的分界处。对上、中、下三焦的部位划分已较明确：膈上胸中为上焦，膈下脐上腹部为中焦，脐下腹部为下焦。《东医宝鉴·内景篇·三焦腑》提出："头至心为上焦，心至脐为中焦，脐至足为下焦。"将人体分为三个区域，从头到心为上焦，从心到脐为中焦，从脐到脚为下焦。后世多沿用《黄帝内经》和《难经》的三焦分类方法。清代吴鞠通以上焦、中焦、下焦三焦为纲，通过对温病过程中的病理变化、证候特点及其传变规律进行分析和概括，确立以三焦为纲的辨证方法。《温病条辨》中指出："温病由口鼻而入，鼻气通于肺，口气通于胃，肺病逆传，则为心包。上焦病不治，则传中焦，胃与脾也。中焦病不治，则传下焦，肝与肾也。始上焦，终下焦。"吴鞠通临证治疗温病"立法以救阴为主"，以期"留得一分正气，便有一分生理"。

上焦（肺卫）：指横膈以上的胸部，包括心、肺两脏和头面部。《灵枢·决气》说："上焦开发，宣五谷味，熏肤、充身、泽毛，若雾露之溉……"《灵枢·营卫生会》又概括为"上焦如雾"，形容上焦心肺敷布气血，犹如雾露弥漫之状，灌溉并温养全身脏腑组织的作用。肺为娇脏，外感六淫之邪首先犯肺，燥邪也不例外。张景岳认为秋令伤肺，风寒外束，则凉燥生，"若秋令太过，金气胜而风从之，则肺先受病，此伤风之属也。盖风寒外束，气应皮毛，故或为身热无汗，或为咳嗽喘满，或鼻塞声哑，或咽喉干燥，此燥以阴生，卫气受邪，而伤乎表者也"。刘完素将燥邪分为"凉"与"温"，凉燥是由于"凉极而万物反燥""寒能收敛腠理，闭密无汗而燥"所致，寒邪侵袭闭阻气机，腠理肌表疏泄失司，腠理致密，营卫之气不得开合，气不布津而皮毛干燥；"温燥"是由于"风热耗损水液，气行壅滞，不得滑泽通利则皮肤燥裂，肢体麻木不仁"，风热之邪侵袭机体耗伤津血，气血运行不畅，津液敷布失常而导致皮肤失养则燥裂，四肢关节失养则麻木不仁。若失治误治，则生变症。喻昌首先指出，燥邪"先伤上焦华盖""秋伤于燥，上逆为咳，发为痿厥"，从上焦肺系侵入机体，伤肺克肝，"燥金所伤，本摧肝木，甚则自戕肺金"，治疗上"须分肝肺二藏见证"。叶天士注重燥邪的卫气营血传变，指出"秋燥一症，气分先受，治肺为急""燥为干涩不通之疾，内伤外感宜分，外感者……始必伤人上焦气分，其法以辛凉甘润肺胃为先"，提出"上燥治气"。俞根初在叶天士的基础上多有发挥，赞同"秋燥一症，先伤肺津"，并将"上燥治气"的治燥大法解释为"上燥救津"，成为后世治疗燥证的大法之一。吴鞠通在叶天士"卫、气、营、血"理论的基础上，创造性地提出了三焦辨证的方法，燥邪的传变以三焦为途径，传入上焦时，会出现"燥伤本脏，头微痛，恶寒，咳嗽稀痰，鼻塞，嗌塞，脉弦，无汗"等症状，治疗以"治以苦温，佐以甘辛"的"杏苏散主之"，也是"治上焦如羽"的体现。

叶天士在《临证指南医案·燥》云："燥为干涩不通之疾，内伤外感宜分，外感者……始必伤人上焦气分，其法以辛凉甘润肺胃为先；内伤者，乃人之本病，精血下夺而成……病从下焦阴分先起，其法以纯阴静药柔养肝肾为宜。"指出外感燥邪先伤上焦，而内伤燥证从下焦先起，治法也各有不同。

中焦（脾胃）：指横膈以下，脐以上的上腹部。《灵枢·营卫生会》说："中焦……此所受气者，泌糟粕，蒸津液，化其精微，上注于肺脉，乃化而为血，以奉生身。"《难经·三十一难》说："中焦者，在胃中脘，不上不下，主腐熟水谷。"指出中焦脾胃腐熟、运化水谷，进而化生气血的作用。燥邪传入中焦，则见脾胃之证。胃喜润恶燥，邪入中焦而从燥化，则出现阳明燥热证。《儒门事亲·卷七·燥形》云："燥于中则精血枯涸……夫燥之为病，是阳明化也。""偏正头痛，大便涩滞结硬，是三焦相火之经及阳明燥金胜也。燥金胜，气血壅，上下不通，燥结于里，治以大承气汤，荡涤肠中垢滞结燥。"燥结于内，治以大承气汤泻下除燥。俞根初认为，"秋燥一症……次伤胃液"，治疗应以"中燥增液"为大法。吴鞠通指出，"燥虽传入中焦，既无表里证，不得误汗、误下，但以苦温甘辛和之足矣""阳明燥证，里实而坚，未从热化，下之以苦温，已从热化，下之以苦寒"，有实邪者，未热化者以苦温下之，已热化者，以苦寒下之，急下存阴，祛除邪热，使之从大便而走，防止津液进一步灼伤；若下之后，邪未尽除，且有复聚之势时，宜攻下与养阴相结合，但应中病即止，以防过下伤阴，"凡结后，仍服润血生津之剂，免其再结再通，愈伤元气"（《医学入门》）。中焦胃肠阴液受伤，既不能用滋腻碍胃之品，也不能用药过于清灵，否则无法达到中焦，而应使气机升降之枢纽恢复正常功能，用平和之药调补脾胃之阴液，可选用入脾、胃、大肠经药物，性味以甘、苦、寒为主，质地较为厚重，但又不宜过量滋腻阻滞气机，此乃"治中焦如衡"之意。

下焦（肝肾）：指胃以下的部位和脏器，包括小肠、大肠、肾和膀胱等。《难经·三十一难》说："下焦……主分别清浊，主出而不内，以传道也。"《灵枢·营卫生会》说："下焦者，别回肠，注于膀胱而渗入焉。故水谷者，常并居于胃中，成糟粕而俱下于大肠，而成下焦。渗而俱下，济泌别汁，循下焦而渗入膀胱焉。"指出下焦具有排泄糟粕的作用，意即具有排泄二便的作用。温邪深入下焦，多为肝肾阴伤之证。肝为刚脏，主升动，肝阴不足则不能制约肝阳；肾为先天之本，贮藏真阴，又主水，司全身水液代谢，且乙癸同源，肝肾阴液不足会互相影响。叶天士注重"卫气营血"的传变，如果邪侵日久，燥邪传变，"秋燥一症……若延绵数十日之久，病必入血分，又非轻浮肺药可医""若气分失治，则延及于血；下病失治，则槁及乎上"，而内伤燥证也从下起，"精血下夺而成，或因偏饵燥剂所致，病从下焦阴分先起"，倡导"下燥治血"，治疗上"以纯阴静药柔养肝肾为宜"。俞根初秉承叶天士之义，认为"秋燥一症……终伤肝血肾阴"，治疗上"下燥滋血，久必增精"。吴鞠通也云："燥气延入下焦，搏于血分，而成者，无论男妇，化回生丹主之。"这些都表明，燥伤下焦，肝肾阴液受损，阴血大伤，肝肾阴虚乃成燥证。治疗上以咸寒之品滋养阴津为急务，多以甘润咸寒之品滋填阴精、敛液固脱，或急用大剂滋阴之品填补肝肾，阴复阳留。常用滋阴药物多归肝、肾二经，性味以甘、咸、寒为主，多为质重、性质沉降或血肉有情之品，使之直趋下焦而填补真阴，取"治下焦如权"之意。

第二节　西医病因病理

干燥综合征以外分泌腺高度淋巴细胞浸润和血清中存在多种自身抗体为特征。机体的外分泌腺是干燥综合征的主要侵犯及损害部位，一旦腺体功能受损，众多局灶性 T 淋巴细胞及 B 淋巴细胞即可取代腺体内正常的腺泡细胞，浸润于腺体导管周围。自从 1888 年波兰外科医生 Hadden 首先报道本病以来，诸多学者对本病的病因及发病机制提出了不少假说，并进行了大量的相关基础研究，但其本质仍未完全阐明，目前认为多与遗传、免疫、性别、感染等原因有关，机体的基因多态性、遗传易感性是发病基础，在外在因素如病毒感染、刺激物或者气候等因素引诱下，引起自身免疫反应，局部淋巴细胞浸润，最终导致外分泌腺体上皮细胞的凋亡，发生超常反应，产生自身抗体及免疫复合物。如果累及人体外分泌腺上皮细胞的周围，或其他以外的组织时，会诱发除外分泌腺体外的其他多系统损害，如呼吸系统受累出现间质性肺疾病，肾脏受累出现远端肾小管酸中毒等。

一、遗传因素

Boling EP 对姐妹中原发性干燥综合征和自身免疫性溶血性贫血的观测，以及 Bolstad AJ 对同卵双生的白种人双胞胎和他们的母亲进行原发性干燥综合征鉴定，均发现干燥综合征的发病具有较强的免疫遗传因素。流行病调查也显示，原发性干燥综合征患者具有明显的家族聚集倾向，患者家族成员的该病发生率明显升高，证实了干燥综合征有遗传因素的参与。

早期研究指出，干燥综合征自身抗体的生成与人类白细胞抗原（HLA）基因有关，与正常人对照组相比，HLA–DR3、HLA–DRw52、HLA–B8 在原发性干燥综合征患者中多见。对先天性心脏传导阻滞患儿的干燥综合征母亲的研究也发现 HLA–B8、HLA–DR3 频率升高，且与体内较高的抗

SSA、抗 SSB 抗体相一致。通过遗传学等位基因标记研究发现，大量 HLA DRB1/DQA1/DQB1 单倍体的多样性，增加了本病遗传背景的复杂性，而这些多态性也因种族、临床表现及自身抗体反应不同而不同，如在希腊人为与 HLA-DR5 相关，日本人为 HLA-DRw53，犹太人为 HLA-DR11。而一项对包括以色列犹太人、希腊人、美国白人及美国黑人的研究表明，大部分原发性干燥综合征患者都表现出 HLA-DQA1*0051 频率升高，认为 HLA-DQA1*0051 是多数西方人中的重要相关基因。然而，目前尚未发现公认的 HLA 易感基因。

二、病毒感染

基于在动物和人体内部都曾发现有针对病毒感染组织的自身免疫反应现象，病毒感染被怀疑是触发本病的可能因素之一，某些病毒如 EB（Epstein-Barr）病毒、丙型肝炎病毒和人类免疫缺陷病毒（Human Immunodeficiency Virus，HIV）等可能与本病的发生和延续有关，但很可能是非直接性的。

EB 病毒是一种常见的人感染疱疹病毒，具有激活 B 细胞高度增殖的性能，表现为高球蛋白血症，可转变为 B 淋巴细胞肿瘤。一些研究发现，干燥综合征患者体内针对 EB 病毒抗原的抗体滴度增高，也有研究利用原位杂化作用和 PCR 技术发现，在干燥综合征患者的泪腺、唾液腺、肾小管上皮细胞内有 EB 病毒的早期抗原（EA）和 DNA，认为在干燥综合征患者体内，EB 病毒呈活跃复制状态，可能会导致免疫调节异常，从而导致持续的炎症。HIV 病毒也被认为会导致干燥综合征患者的自身免疫异常。对转基因鼠的研究表明，含人类 T 细胞白血病病毒 -1（human T-cell leukemia virus，HTLV）tax 基因的小鼠会出现类似于干燥综合征的外分泌腺病，取自干燥综合征患者腮腺的标本中也发现上皮组织表达 tax 基因。这些病毒可能是由内在的上皮细胞凋亡和细胞毒性淋巴细胞的颗粒释放，通过分子模拟交叉，在感染过程中使易感人群或其组织隐蔽抗原暴露，从而成为自身抗原，诱导与干燥综合征相关的自身抗体产生，导致自身免疫反应。

三、组织免疫异常与自身抗体

本病外分泌腺的病理性特征表现为大量单核细胞浸润形成灶性聚集，浸润灶在导管和腺泡的周围逐渐融合，取代正常的腺体组织。因此，外分泌腺破坏与持续的单核细胞浸润密切相关。1982 年，Fox 依据免疫学病理研究结果，报道了干燥综合征患者唾液腺小叶出现大量的淋巴细胞浸润，以 CD4$^+$T 细胞为主（70% ~ 80%），病灶中也有 B 细胞、单核细胞、巨噬细胞及自然杀伤细胞（natural killer cell，NK）。由于 T 细胞占浸润细胞的大部分，所以被认为是腺体损伤的重要环节。腺体内 T 细胞产生白细胞介素（interleukin，IL）-2、IL-10、γ - 干扰素，在细胞免疫反应中占中心地位，能识别主要组织相容性复合体（major histocompatibility complex，MHC）分子 - 抗原钛复合物；B 细胞虽然只占浸润细胞的少数，但它在发病中也十分重要，被激活的腺上皮细胞微环境对浆细胞的分化和局部免疫球蛋白 A（immunoglobulin A，IgA）的合成起到了作用。而唾液腺组织的上皮细胞虽然不是专职的抗原递呈细胞，但当受到局部非特异性感染中所产生的细胞因子的诱导时，可以表达人类白细胞抗原（human leukocyte antigen，HLA）Ⅱ类分子，进而可能向淋巴细胞递呈自身抗原，细胞识别后，又促使 T、B 细胞增殖，使后者分化为浆细胞，产生大量免疫球蛋白及自身抗体。同时 NK 细胞功能下降，导致机体细胞免疫和体液免疫的异常反应，进一步通过各种细胞因子和炎症介质造成组织损伤。这些均表明，干燥综合征患者的腺体存在活跃的免疫反应，且不只是免疫反应攻击的靶子，更是炎症慢性迁延化的重要因素，参与了组织损伤、发病的过程。

抗 SSA 和抗 SSB 长期以来被认为具有重要的诊断意义和病因学意义，以其抗体反应具有抗原驱动反应的特征，代表了干燥综合征中针对核抗原的体液免疫靶点。SSA、SSB 抗原若未能在凋亡时被清除，则可能成为易感者的自身抗原，在患者的唾液腺中发现了大量的 IgA 型抗 SSB 抗体，提示了局部自身抗原免疫应答。

此外，由于干燥综合征多见于女性，可能与雌激素能增强 T 淋巴细胞和 B 淋巴细胞的反应性有关，推测雌激素可能对发病有一定影响。有研究证明，机体淋巴细胞被激活后产生的自身抗体及免疫反应是雌激素的主要作用途径。另外，淋巴细胞受到泌乳素的作用，产生相关细胞因子破坏了泪腺或唾液腺体细胞，导致局部炎症的发生。

参考文献

[1] 张仲景. 伤寒论 [M]. 北京：人民卫生出版社，2005.

[2] 张仲景. 金匮要略 [M]. 北京：人民卫生出版社，2005.

[3] 巢元方. 诸病源候论 [M]. 北京：人民军医出版社，2006.

[4] 孙思邈. 备急千金要方 [M]. 北京：人民卫生出版社，1955.

[5] 太平惠民和剂局. 太平惠民和剂局方 [M]. 北京：人民卫生出版社，1985.

[6] 刘完素. 素问玄机原病式 [M]. 北京：人民卫生出版社，2005.

[7] 刘完素. 黄帝素问宣明论方 [M]. 天津：天津科学技术出版社，1992.

[8] 张介宾. 类经 [M]. 北京：学苑出版社，2005.

[9] 马莳. 黄帝内经素问注证发微 [M]. 北京：学苑出版社，2011.

[10] 张从正. 儒门事亲 [M]. 北京：人民卫生出版社，2005.

[11] 李东垣. 兰室秘藏 [M]. 北京：人民卫生出版社，2005.

[12] 张介宾. 景岳全书 [M]. 北京：人民卫生出版社，2007.

[13] 俞嘉言. 医门法律 [M]. 上海：上海科学技术出版社，1983.

[14] 叶天士. 临证指南医案 [M]. 北京：人民卫生出版社，2006.

[15] 吴鞠通. 温病条辨 [M]. 北京：人民卫生出版社，1963.

[16] 陈无择. 三因极一病证方论 [M]. 北京：人民卫生出版社，1957.

[17] 李挺. 医学入门 [M]. 南昌：江西科学技术出版社，1988.

[18] 石寿棠. 医原 [M]. 南京：江苏科技出版社，1983.

[19] 唐宗海. 血证论 [M]. 天津：天津科学技术出版社，2003.

[20]Anthoy S，Carol A，Kenneth D，等. 哈里森风湿病学 [M]. 北京：

人民卫生出版社，2009.

[21]王吉耀，廖二元，黄从新，等．内科学[M].北京：人民卫生出版社，2010.

[22]Edward D，Ralph C，Gary S，等．凯利风湿病学[M].北京：人民卫生出版社，2006.

第三章

干燥综合征的诊断与鉴别诊断

第一节　诊断要点

一、临床表现

1. 全身表现

干燥综合征大部分患者的症状与唾液腺和泪腺功能减退相关，疾病早期可有发热、周身乏力、肢体疼痛等全身系统表现。其发热可表现低热，严重时可伴有高热，提示干燥综合征的活动性。

2. 口腔临床表现

（1）口干　口干燥症状是本病临床中最常见到的症状，其主要原因是涎腺的病变，由涎液蛋白分泌减少而引起。约有90%的患者会出现此症状，成年人多表现为口干，儿童常表现为腮腺肿大。本症状初始较为隐匿，多表现为吞咽食物如馒头、糕点类等困难，需用水协助吞咽。部分患者表现为口干饥渴难忍，常常夜间渴醒。

（2）猖獗龋齿　猖獗龋齿是本病主要的特征之一，它是指大量的牙齿逐渐出现龋齿的表现，常表现为小片状或粉末状脱落，约有50%以上的患者出现此症状。猖獗龋齿一般首先出现在牙龈根部或相邻的两个牙齿接触面，此时牙齿首先变黑，渐至全部牙齿，呈片状脱落，最后仅留有牙根。发生猖獗龋齿的原因主要是唾液分泌减少，对牙齿的冲洗、杀菌作用减弱，导致口腔内、牙齿根或者齿缝处大量细菌繁殖而发病。

（3）腮腺炎　40%～50%的患者表现为腮腺肿大，多以腮腺为主，少数可有颌下腺肿大，很少见有泪腺等肿大。本症状发作时常表现为腮腺压痛，多为单侧，也可有双侧交替疼痛或同时发作，很少继发感染。大部分患者在2周以内腮腺肿大可缓解，对部分患者缓解不明显或有感染症状发生时应注意警惕淋巴瘤发生的可能。

（4）舌体痛　干燥综合征患者舌体常表现为舌痛。舌下的唾液池消失或减少，舌面干裂，舌乳头萎缩而光滑，常称之为镜面舌、牛肉舌。部分患者可表现为舌面的真菌感染而疼痛。

（5）口角炎　干燥综合征患者常因唾液分泌减少、舌面干裂等而出现反复的口腔念珠菌感染，导致口腔溃疡、口角炎等发生。部分患者还会出现唇裂、牙周炎等表现。

干燥综合征口干症状的出现主要是由于唾液腺受损而导致，因此临床中除了原发性干燥综合征之外，还应注意鉴别由以下因素导致的口干症状，如淋巴瘤、淀粉样变等，此外还有某些抑郁症、心律不齐等患者应用抗胆碱能药物，或头部接受过放疗的患者出现的口干症状，临床中应仔细鉴别。

3. 眼部临床表现

干眼症也可称为干燥性角结膜炎，是干燥综合征的眼部症状表现。主要分为泪液缺乏型和蒸发过强型两大类型，而干燥综合征患者主要属于泪液缺乏型。主要是由于泪腺分泌减少、功能下降导致眼部出现异物感、眼干涩、砂磨感、畏光、眼红、视物模糊等干燥性角结膜炎的表现。

泪腺的病变常常容易并发细菌、真菌的感染而合并有结膜炎、虹膜脉络膜炎、全眼炎等病变，严重者可导致角膜溃疡、穿孔等症状。

4. 其他系统表现

（1）皮肤临床表现　干燥综合征的皮肤表现按照病因可分为皮肤干燥、皮肤血管炎和其他相关的皮肤表现。

①皮肤干燥：有超过50%的患者皮肤可有干燥、脱屑、瘙痒等表现，主要是由于汗腺和皮脂腺中淋巴细胞/炎症细胞的浸润，或者排汗功能异常引起的。

②皮肤血管炎：主要是由于皮肤下的血管内皮细胞肿胀、血管壁纤维蛋白样变性或炎性细胞浸润等造成。其临床可表现为荨麻疹、结节红斑、高 γ 球蛋白紫癜、冷球蛋白血症性血管炎等。

③其他：主要指非皮肤血管炎造成的皮肤损害，包括雷诺现象、指端紫绀、指端溃疡、动脉粥样硬化形成的血栓性皮肤损害、环形红斑、药疹和感染性皮疹等皮肤损害。

（2）关节临床表现　干燥综合征临床常表现为口干、眼干等症状，除此之外关节炎也是其常见的临床症状，约有70%的患者可有关节痛的表现，且其主要是对称性的小关节肿痛，但多为非侵蚀性关节炎。

干燥综合征的关节炎和类风湿关节炎的关节表现类似，如对称的多关节炎、关节尺侧偏、类风湿因子、抗环瓜氨酸抗体等实验室指标阳性，但是其关节很少出现骨破坏。

系统性红斑狼疮、骨关节炎、血清阴性脊柱关节病等疾病也会出现相应的关节炎表现，因此临床中常需要与干燥综合征的关节炎表现进行鉴别。

（3）肺部临床表现　原发性干燥综合征患者有5%～29%可出现肺损害的表现，其中大多为间质性肺病，此外还有肺大泡、肺结节影、胸腔积液、肺动脉高压等临床表现。研究表明，间质性肺病的发生多与疾病的活动及某些自身抗体有关。

①间质性肺病：pSS患者间质性肺病发生是由于气道的上皮因淋巴细胞浸润，介导炎症反应，导致导管萎缩，腺体分泌减少，最终引起气道干燥。其病理基础主要是淋巴细胞性血管炎。大多数患者肺损害起病较为隐匿，进展缓慢，早期表现为气道病变，主要是支气管炎和细支气管炎，患者可有干咳，严重的可合并有感染。随着疾病的进展，其肺损害逐渐发展为间质性肺病，临床可表现为咳嗽、咳痰，严重者气短、喘息、憋气，合并感染时可有发热、咳吐脓痰、白细胞升高等表现。此时可借助HRCT进行临床诊断，影像学上早期多为肺底部的毛玻璃样改变，逐渐向中部扩展，可有线条状、网格状、结节状影等表现，间质性肺病发展到后期可表现为肺纤维化。

临床上可应用HRCT、肺功能等对患者进行肺损害的检查，但是肺组织的病理检查仍是肺损害诊断和判断预后的金标准。根据病理分型可将间质性肺病分为非特异性间质性肺炎、淋巴细胞性间质性肺炎、寻常型间质性肺炎、机化性肺炎等。

②肺动脉高压（pulmonary arterial hypertension，PAH）：近年来，pSS患者中并发PAH的临床患者明显增加，范倩、巩路等对61例pSS患者研究发现，合并PAH的有10例，达16.4%。Vassilion等总结了107例pSS

患者资料，发现 24 例存在 PAH，占 22.4%。而北京协和医院对其结缔组织病患者进行分析发现，合并 PAH 患者占 16%，其中 pSS 中出现 PAH 为 5%。

pSS 合并 PAH 的病理基础是血管炎，其诊断的金标准为右心导管直接检测肺动脉压，但是由于其创伤较大，故临床中应用受到限制。现在较常用的检测方法为超声心动图估测肺动脉压，具有无创伤、易重复等优点。

③其他：pSS 还可出现淋巴瘤、尘肺、淀粉样变等临床表现。当干燥综合征患者肺部出现单个或多个较大的结节，且呈进行性发展时，应密切关注淋巴瘤发生的可能。

（4）肾脏临床表现　肾脏是干燥综合征最常累及的腺体外靶器官之一，主要是肾间质淋巴细胞浸润损害肾小管，而出现肾小管间质性肾炎，临床多表现为肾小管酸中毒和并发骨软化症等肾性骨病的表现。国内外报道干燥综合征合并肾小管酸中毒发生率为 11.3% ～ 14.7%，甚至高达 65.5%，文献报道男女比例为 1：（9 ～ 20）。其中以远端肾小管酸中毒为多，约占所有肾小管酸中毒患者的 92%。

①肾小管酸中毒：肾小管酸中毒是由于肾脏保存碳酸氢盐的能力下降，临床上表现为血液中碳酸氢盐浓度下降和代谢性酸中毒。根据其病变位置可分为远端肾小管酸中毒、近端肾小管酸中毒及范可尼综合征。

远端肾小管酸中毒是干燥综合征肾损害最常累及的部位，主要表现为高氯性代谢性酸中毒及电解质紊乱，可发生于干燥综合征的早期阶段，甚至其临床表现可早于口干、眼干而出现。其临床表现还有低钾血症、尿崩症、高尿钙、肾结石和肾脏钙化及骨病等。早期临床大部分患者仅表现为尿液酸化而无全身酸中毒的表现，即血液中 pH 和 HCO_3^- 正常，尿 pH 值增高，部分严重者可出现酸中毒和低钾血症表现，可伴有肌肉酸软，甚至呼吸肌麻痹等症状。

近端肾小管损害少见，主要表现为 HCO_3^- 的重吸收障碍。部分患者伴有尿糖、尿氨基酸阳性、磷酸盐尿等可称为范可尼综合征，临床表现为乏力、多饮、多尿、肾性骨病、肾功能不全。

②肾小球肾炎：干燥综合征导致肾小球肾炎临床表现为水肿、镜下血

尿、蛋白尿、肾病综合征、高血压、肾功能不全等。北京协和医院住院的 pSS 患者约有 22% 可出现蛋白尿，肾活检可见多种类型的病理分型，且常伴有间质性肾炎。

（5）肝脏临床表现　干燥综合征导致肝损害也是其常见的临床表现，如合并有肝炎病毒、酗酒、服用药物等。部分干燥综合征患者长期服用非甾体抗炎药、慢作用抗风湿药，对肝脏也容易造成影响。临床中最常见的干燥综合征合并自身免疫性肝病的疾病是原发性胆汁性肝硬化（PBC）。近期一项报道显示 pSS 合并肝损伤的患者中，PBC 的比率为 43.5%。北京协和医院对 322 例 PBC 患者进行统计分析，约有 37.6% 的患者合并有干燥综合征。早期人们认为 PBC 是干燥综合征肝损伤的临床表现，越来越多的证据表明，PBC 是独立于干燥综合征之外的一种结缔组织病。因此临床上把 pSS 的肝损伤分为本身引起的肝损伤和 pSS 合并 PBC。

干燥综合征肝损伤的临床表现除了口干、眼干等症状外，部分患者临床可出现肝酶的异常，也可伴有乏力、恶心、干呕、食欲不振、肝区不适、皮肤瘙痒等症状。部分重症肝损伤的患者后期可发展为肝纤维化、肝硬化，临床表现为门脉高压、腹水、脾大、肝性脑病或上消化道出血等症状。

（6）胃肠胰腺临床表现　干燥综合征导致胃、肠、胰腺受累是其常见的临床表现。当累及胃部时其主要表现为消化不良，如上腹部烧灼感、恶心等，内镜检查下绝大多数患者为慢性萎缩性胃炎，发生率高达 77.8%。其次是慢性浅表性胃炎。

目前未有大规模临床报道干燥综合征累及肠道病变的观察，其主要临床表现可有腹部不适、便秘、腹泻等症状。胰腺也是常见的外分泌腺，干燥综合征合并胰腺损害发生率为 8.6%，逆行胰管造影形态学表现为主胰管相对性狭窄。

（7）血液系统　干燥综合征血液系统损害是其临床常见的症状之一，主要表现为面色苍白、周身乏力、紫癜、易感染等，其实验室检查表现为贫血、白细胞减少、血小板减少等，但是临床对干燥综合征合并血液系统表现的研究却相对较少，对其临床表现的主次分别也不统一。湘雅医学院一项报道表明，干燥综合征血液系统的损害发生率为 67.4%，其中贫血出现的概率高达 53.3%。临床中干燥综合征的血液系统损害表现各异，此外 SS 患者也容易发生恶性淋巴增殖性疾病，包括非霍奇金淋巴瘤等。

①贫血：贫血是干燥综合征血液系统损害常见的临床症状之一，包括正细胞正色素性贫血和小细胞低色素性贫血。患者临床贫血的原因较多，常见的有消化道出血、恶性淋巴瘤、慢性萎缩性胃炎、溶血性贫血等。干燥综合征患者发生贫血的机制不明，考虑可能与免疫介导有关。部分患者体内存在一些细胞因子，比如白细胞介素 6（IL-6）、IL-10 等，此细胞因子高于正常人群，其可以抑制铁蛋白的吸收和表达。

②白细胞减少：研究表明，白细胞减少的患者血液中抗 SSA 抗体的阳性率高于无血液受损组。Silva 等发现，用含有抗 SSA 抗体的血清培养狼疮患者分离出来的淋巴细胞，其凋亡率明显增加，提示抗 SSA 抗体有可能会促进淋巴细胞凋亡。通过上述实验发现抗 SSA 抗体引起淋巴细胞、粒细胞减少的机制，可能参与了 pSS 患者的白细胞减少，但需进一步实验证实。

③血小板减少：血小板减少也是干燥综合征血液系统损害的常见临床表现，其发生率在 13%～20% 之间，并且认为患者体内产生大量的自身抗体是血小板减少的主要原因。吴恫等人选择了原发性干燥综合征血小板正常和异常的患者各 40 例进行研究发现，两组抗血小板生成素（thrombopoietin，TPO）受体（c-mpl）抗体与正常对照者无统计学意义，提示抗 c-mpl 抗体不是 pSS 等自身免疫疾病特异抗体。但是，原发性干燥综合征伴有血小板减少的患者检测发现抗 c-mpl 抗体明显高于正常对照和其他自身免疫疾病患者，OD450 检测值与血小板计数呈负性线性相关，提示抗 c-mpl 抗体水平与干燥综合征血小板减少呈正相关。

（8）神经系统　神经系统损害也是干燥综合征常见的临床症状之一，其发病机制复杂，大多与免疫异常、细胞因子异常等相关。其神经系统病变常分为中枢神经系统和周围神经系统病变。干燥综合征累及中枢神经系统的发生率在 20%～25% 之间，表现为局灶性病变、痴呆和多发硬化样表现等。累及周围神经系统病变占 20% 左右，其临床表现为痛性感觉神经病、感觉共济失调神经病、神经肌肉无力、自主神经病等，主要是远端肢体疼痛伴感觉迟钝、肢体远端肌肉无力伴麻刺感或感觉异常等表现。

二、实验室检查

1. 血常规、尿常规及血沉检查

干燥综合征患者可有红细胞、白细胞、血小板减少，大部分患者可有血沉增快。尿常规检查如多次尿 pH 值＞6，则有必要进一步检查肾小管酸中毒等相关指标。

2. 免疫学检查

干燥综合征患者体内存在特异性和非特异性自身抗体，对疾病的诊断、治疗和预后具有重要意义，其中特异性自身抗体包括抗核抗体、抗 SSA 抗体、抗 SSB 抗体、类风湿因子和抗 α - 胞衬蛋白抗体等。

（1）抗核抗体（ANA） 抗核抗体是 B 淋巴细胞增殖分化后分泌的免疫球蛋白，无器官和种属特异性，故可以与不同种属的核抗原发生反应，检测出多种自身抗体。抗核抗体对干燥综合征并非特异性，在多种自身免疫性疾病中均可检测出，其滴度≥1∶320 时有诊断意义。

（2）抗可溶性核抗原（ENA）抗体 抗可溶性核抗原（ENA）抗体主要包括抗 RNP、抗 Sm、抗 SSA、抗 SSB、抗 Scl-70、抗 Jo-1 和抗 rRNP 抗体等。其对结缔组织病的诊断具有重要意义，其中抗 SSA 和抗 SSB 抗体是干燥综合征的特异性抗体。

（3）抗 SSA 抗体 抗 SSA 抗体是诊断干燥综合征的重要血清学抗体，可采用酶联免疫法（ELISA）和免疫印迹法（IB）进行检测，其阳性率分别为 68.5% 和 51.9%。此外抗 SSA 抗体还可见于多发性肌炎/皮肌炎、系统性硬化症、原发性胆汁性肝硬化、自身免疫性肝炎、类风湿关节炎等结缔组织病，因此其对干燥综合征并不特异。但是，抗 SSA 抗体与干燥综合征患者唇腺灶性指数相关，此外含有此抗体的患者临床表现可有雷诺现象、皮肤血管炎、肾脏受累等。抗 SSA 抗体阳性的孕妇，其新生儿患先天性心脏传导阻滞的概率也较普通人上升。抗 SSA 抗体常与抗 Ro-52 抗体联合出现，抗 Ro-52 抗体也并非干燥综合征的特异性抗体，其单独出现可见于间质性肺病、肺动脉高压、肺癌等疾病。

（4）抗 SSB 抗体　采用间接免疫荧光法、酶联免疫吸附法检测，抗原是 RNA- 蛋白复合体。该抗体对干燥综合征的特异性较抗 SSA 抗体高，但敏感性低，故抗 SSB 抗体常与抗 SSA 抗体相伴出现，很少单独出现。阳性常见于干燥综合征、新生儿狼疮综合征伴有先天性房室传导阻滞、系统性红斑狼疮、单克隆丙种球蛋白病。

（5）类风湿因子（RF）　类风湿因子在类风湿关节炎中的阳性率高达 80% 以上，是诊断类风湿关节炎的重要指标。但 RF 在干燥综合征的诊断中具有重要意义，2012 年美国风湿病学会推出的干燥综合征分类标准中，RF 联合 ANA（≥ 1：320）被列为血清学的诊断标准之一，对于抗 SSA/SSB 抗体阴性的干燥综合征患者具有重要意义。类风湿因子在干燥综合征患者中的检出率超过 40%，其阳性的干燥综合征患者常合并有高球蛋白血症、皮肤血管炎、关节炎、雷诺现象等临床表现。

（6）抗 α- 胞衬蛋白抗体　抗 α- 胞衬蛋白（α-Fodrin）与 SS 密切相关，国内外研究发现，α-Fodrin 1 ～ 59 位氨基酸序列具有抗原性，同时该多肽 IgG 抗体在 SS 的诊断中有较好的敏感性和特异性。

研究发现，抗 αF5-IgA 抗体阳性率在干燥综合征患者中要明显高于系统性红斑狼疮和类风湿关节炎患者。同时，抗 αF5-IgA 抗体与抗 SSA、抗 SSB 抗体和 ANA 在 pSS 中相比，其敏感度更高，而特异度相近。抗 αF5-IgA 抗体阳性 pSS 患者的肾脏受累率高于抗 αF5-IgA 抗体阴性患者。因此抗 αF5-IgA 抗体对于 SS 的敏感度与特异度均较高，是 SS 一种相对特异的自身抗体，可作为疾病活动的指标，且其与内脏损害和预后相关。

（7）抗毒蕈碱受体 3 抗体（M3R）　抗毒蕈碱受体 3 是一种主要分布于外分泌腺及平滑肌的胆碱能受体，可介导腺体的分泌。其参与干燥综合征患者唾液腺的相应受体，对乙酰胆碱的敏感度降低，进而腺体分泌减少，最终发病。

（8）免疫球蛋白（immunoglobulin，IG）　免疫球蛋白是一类机体接受抗原刺激后产生的具有抗体活性的蛋白质。可以分为 IgG、IgA、IgM、IgE、IgD 五种亚群。约有 50% 以上的干燥综合征患者白蛋白减少、球蛋白增高，其中三种主要免疫球蛋白均可升高，尤以 IgG 升高最明显，亦可有 IgA、IgM 升高。

三、影像学检查

1. X 线检查

干燥综合征腺体外器官受累最常见的是呼吸系统，几乎所有的患者都要接受影像学检查，以鉴别肺部的合并疾病。普通的 X 线检查，由于其受局限性，对间质性肺病的鉴别有限，故较多选用 CT 检查。

2. CT 检查

干燥综合征肺部 CT 检查主要用来鉴别肺间质病等疾病，其病变多出现于肺底，逐步向中部扩展，表现为线条状、网格状、结节状阴影。

四、其他检查

1. 口干燥症的检查

常用的评价唾液腺功能的方法包括腮腺造影、唇腺活检、唾液流率、唾液腺核素显像等，但是目前均没有对其敏感性和特异性做出准确的判断。唾液流率和唾液腺核素显像较为敏感，但是特异性较差；腮腺造影虽然特异性较强，但是其由于创伤性较大，很难普遍操作；唇腺活检是相对较客观的检查，观察淋巴细胞的聚集情况，但是其仍属于有创性操作，其特异性虽高，但是阳性率较低。因此，临床中可根据患者实际情况选择相应的检查方法。

（1）腮腺造影　腮腺造影是将造影剂注入一侧颊黏膜到导管观察其结构的变化。正常的腮腺造影影像表现为腮腺主导管显影清晰，管腔顺畅，无狭窄或扩张，各级分支导管呈树枝状分布，未见受压移位或充盈缺损，其末梢导管均未见扩张。当腮腺病变时可见 X 线片有多个点状、球状影。据 Kalk 文献，将 SS 患者腮腺造影导管的病变程度分为 4 期：①点状扩张期；②球状扩张期；③腔洞样改变期；④破坏期，累及主导管异常。其不足之处在于，对于病变严重的患者，其可由于造影剂排除不畅而造成病情加重，且少数正常人也可出现此种变化。

（2）唇腺活检　pSS 最常侵犯外分泌腺，表现为腺体及周围导管免疫细胞炎性浸润，最具代表性的特点就是淋巴细胞灶的出现。因此，2002 年欧洲风湿病学会和 2012 年美国风湿病学会均把唇腺活检作为干燥综合征口腔检查的分类标准纳入。唇部小唾液腺活检（MSGB）病理示局灶性淋巴细胞性涎腺炎（focal lymphocytic sialadenitis，FLS）的淋巴细胞灶 $\geqslant 1$（$4mm^2$ 组织内至少 50 个淋巴细胞聚集于唇腺间质者为 1 个灶）为阳性标准，即灶性指数 FS（focus score）$\geqslant 1$。

（3）唾液腺超声　随着超声技术的进步，唾液腺超声检查已经越来越多地应用于干燥综合征患者，具有无创、方便、价格低廉等优势。且唾液腺超声对干燥综合征诊断的灵敏度、特异度、准确率、阳性预测值、阴性预测值与抗 SSA/SSB 抗体相近，而较 Schirmer 试验、角膜染色均有所提高。正常腮腺和颌下腺超声表现可见回声均匀、边界清晰，有时也可见淋巴结所致的椭圆形低回声区，腺体内基本上无血流信号。

在唾液腺急性炎症时，腺体在超声下可表现为腺体肿胀、回声不均匀、回声减低、结节增大，甚至可出现增生或者囊肿；在慢性炎期，表现为腺体萎缩、回声减低、边界不清楚。

2.眼干燥症的检查

根据眼干燥症患者的症状、体征，可进行泪液分泌能力、泪膜稳定性及眼表损伤程度分析。

（1）外眼和裂隙灯检查　此检查主要是分析干眼的原因、病变程度及排除其他疾病等。检查的主要内容包括：①泪腺：拉起上眼睑，并使患者向下看，主要用来评估泪腺的大小；②眼睑：观察眼睑的大小、闭合情况、内翻外翻及倒睫；③睑缘：检查有无睑缘炎症，睑板腺开口是否阻塞，压迫腺体是否有异常脂质流出；④泪河：通过裂隙灯光带高度和亮度的调节旋钮上的刻度来测量泪河高度，正常泪河切面为凸性，高度为

0.3 ～ 0.5mm，并检查其有无碎屑和泡沫；⑤泪小点：观察其形态是否正常、开口是否通畅等；⑥结膜：观察有无结膜炎、结膜松弛、睑裂斑和翼状赘肉等；⑦角膜：观察有无角膜溃疡、角膜炎，有无血管生长等。

（2）泪膜破碎时间 (break-up time, BUT) 检查　泪膜破裂时间是评价泪膜稳定性的客观检查，操作简单，患者易于接受。其主要方法是：结膜囊内荧光素试纸染色后，嘱患者瞬目 3 或 4 次，自最后 1 次瞬目后自然平视睁眼至角膜出现第 1 个黑斑的时间计算，连续测量 3 次，取其平均值，正常 BUT > 10 秒。

（3）角膜结膜染色试验　常用的角膜结膜染色方法有荧光素钠、孟加拉红和丽丝胺绿等。其中荧光素钠可清晰地反映角膜病损情况，孟加拉红和丽丝胺绿常用于结膜病损的观察。

①角膜染色：将一滴浓度为 0.25% ～ 1% 的荧光素钠滴入泪囊膜，滴入 1 分钟左右开始观察。早期干燥综合征患者角膜染色表现为点状高荧光点，数量清晰可见，严重的患者散布于全角膜，部分融合成片，甚至角膜表面为丝状物、碎屑污染，影响对荧光点的判定。

②结膜染色：将浓度为 1% 的丽丝胺绿滴入患者的结膜囊，嘱患者闭眼，并用无菌棉球吸走溢出染料。即刻通过裂隙灯观察患者结膜变化，并对染色情况进行评分。疾病早期，多在睑裂区的鼻侧结膜和颞侧结膜散在出现点状着染点；疾病后期，点状着染点逐渐融合，并侵袭内外眦，形成染色的三角形。

③角膜结膜染色评分：目前常用的眼表染色评分方法有三个，分别是 Van Bijsterveld system、Oxford system 和 SICCA 评分方法。2002 年干燥综合征国际分类标准采用的 Van Bijsterveld 评分方法，将眼表染色评分 ≥ 4 分定为阳性。

（4）Schirmer 试验　Schirmer 试验是将滤纸条放置在结膜囊内来了解泪液分泌情况。Schirmer 试验有三种形式，分别是 Schirmer Ⅰ、Ⅱ、Ⅲ试验。日常检查中最常用的是 Schirmer Ⅰ试验，其主要反应反射性和基础性泪液的分泌情况，此试验不使用表面麻醉剂，即将试纸置入被测眼下结膜囊的中外 1/3 交界处，嘱患者向下看或轻轻闭眼，5 分钟后取出滤纸，测量湿长，大于 5mm/5min 为正常。Schirmer Ⅱ 试验与 Ⅰ 试验类似，其在试验过程中刺激外侧鼻黏膜，反应其反射性泪液的分泌情况。Schirmer Ⅲ 试验是使用表面麻醉剂，其主要反应基础泪液的分泌量。

第二节　诊断标准

Bloch 在 1965 年对原发性与继发性干燥综合征的诊断标准进行了全面描述，随后国际学者陆续提出了很多套诊断标准，包括日本标准、瑞典标准、Talal 标准、希腊标准、Manthorpe 标准、Fox 标准、欧洲标准等。目前在国内曾经应用比较广泛的干燥综合征的诊断标准包括 1992 年北京协和医院提出的干燥综合征诊断标准、2002 年修订的干燥综合征国际诊断（分类）标准（欧洲标准）、2012 年 ACR 干燥综合征分类标准、2016 年 ACR/EULAR 干燥综合征分类标准。

一、1992 年北京协和医院提出的干燥综合征诊断标准

1. 干燥性角结膜炎：包括 Schirmer 试验、泪膜破碎时间与角膜荧光染色中至少两项异常。

2. 口干燥症：包括唾液流率、腮腺造影与唇腺活检三项中至少两项异常。

3. 抗 SSA 抗体或抗 SSB 抗体阳性，或抗核抗体 >1：20 或类风湿因子 >1：20。

二、2002 年修订的干燥综合征国际诊断（分类）标准（欧洲标准）

Ⅰ：口腔症状：3 项中有 1 或 1 项以上。

①持续 3 个月以上每日感到口干。

②成人期后有腮腺反复或持续性肿大。

③吞咽干性食物困难，必须用水送服。

Ⅱ：眼部症状：3 项中有 1 或 1 项以上。

①持续 3 个月以上的每日不能忍受的眼干。

②感到反复的"沙子"吹进眼内的感觉或磨砂感。

③每日需用人工泪液 3 次或以上。

Ⅲ：眼部体征：下述检查任 1 项或以上阳性。

① Schirmer 试验阳性，即 ≤ 5mm/5min。

②角膜染色阳性（ ≥ 4Van Bijsterveld 计分法）。

Ⅳ：组织学检查：下唇腺病理示淋巴细胞灶 ≥ 1（4mm^2 组织内有 50 个淋巴细胞聚集则称为一个灶）。

Ⅴ：唾液腺受损：下述检查任 1 项或以上阳性。

①唾液流率阳性。

②腮腺造影阳性。

③唾液腺核素检查阳性。

Ⅵ：自身抗体：抗 SSA 或抗 SSB 阳性（双扩散法）。

注：①原发性干燥综合征：无任何潜在疾病的情况下，有下述 2 条则可诊断：

a. 符合上述标准 4 条或 4 条以上，但必须含有条目Ⅳ（组织学检查）和 / 或条目Ⅴ（自身抗体）。

b. 条目Ⅲ、Ⅳ、Ⅴ、Ⅵ 4 条中任 3 条阳性。

②继发性干燥综合征：患者有潜在的疾病（如任一结缔组织病），而符合上述标准的Ⅰ和Ⅱ中任 1 条，同时符合条目Ⅲ、Ⅳ、Ⅴ中任 2 条。

③必须除外：颈头面部放疗史、丙肝病毒感染、AIDS、淋巴瘤、结节病、移植物抗寄主反应（GVH 反应）、抗乙酰胆碱药的应用（如阿托品、莨菪碱、溴丙胺太林、颠茄等）。

三、2012 年 ACR 干燥综合征分类标准

1. 自身抗体

血清抗 SSA 和 / 或抗 SSB 抗体阳性，或者类风湿因子（RF）阳性同时

伴抗核抗体（ANA）≥ 1∶320。

2. 眼科检查

干燥性角结膜炎 OSS 染色评分方法（ocular staining score）≥ 3 分。

3. 病理学检查

唇腺病理示淋巴细胞灶 ≥ 1（4mm^2 组织内有 50 个淋巴细胞聚集则称为一个灶）。

注：以上三项满足两项或两项以上，且除外颈头面部放疗史、丙型肝炎病毒感染、获得性免疫缺陷病、结节病、淀粉样变性、移植物抗宿主病、IgG4 相关疾病，即可诊断为干燥综合征。

四、2016 年 ACR/EULAR 干燥综合征分类标准

表 3–1　2016 年 ACR/EULAR 干燥综合征分类标准

项目	得分
唇腺、唾液腺灶性淋巴细胞性涎腺炎，灶性指数 ≥ 1 个 /4mm^2	3
抗 Ro/SSA 抗体阳性	3
至少一只眼睛 OSS ≥ 5（或 VB 得分 ≥ 4）	1
至少一只眼睛 Schirmer 试验 ≤ 5mm/5min*	1
非刺激性全唾液流率（UWS）≤ 0.1mL/min	1

* 常规服用抗胆碱能药物的患者评估唾液腺能力不全和眼干的客观体征前需停药时间足够长。

上述项目得分 ≥ 4 诊断为原发性干燥综合征（pSS）。

1. 原发性干燥综合征（pSS）诊断前入选标准

（1）眼干或口干的症状（≥ 1 项）：

①白天持续的、令人烦恼的眼干症状 ≥ 3 个月。

②眼睛反复出现砂磨感。

③人工泪液使用次数 > 3 次 / 天。

④口干 ≥ 3 个月。

⑤吞咽干性食物需要频繁饮水辅助。

（2）EULAR 干燥综合征疾病活动度（ESSDAI）指数问卷调查疑似 SS 的患者：至少有一项为阳性。

2.原发性干燥综合征（pSS）诊断前排除标准

已诊断有以下疾病：头颈部放射治疗史、活动性 HCV 肝炎（PCR 检查）、艾滋病、结节病、淀粉样变、移植物抗宿主病、IgG4 相关疾病。

第三节　鉴别诊断

一、淋巴细胞增生综合征

患者也会出现类似 SS 症状的临床表现，包括干眼症、口干燥症、唾液腺肿大以及发生淋巴瘤的倾向。但淋巴细胞增生综合征的患者多为男性，抗 SSA 和抗 SSB 抗体多为阴性。在较难鉴别时，可运用小唾液腺的免疫组化研究来区分，淋巴细胞增生综合征 $CD4^+/CD8^+$ 约为 0.66，以浸润 $CD8^+$ 淋巴细胞为主，而在 SS 中，比值超过 3.0，即以浸润 $CD4^+$ 细胞为主。

二、类风湿关节炎

两者的共同点为均有关节疼痛，类风湿因子均可出现阳性。但大多数 SS 患者的关节症状为疼痛，少有关节肿胀，较少出现关节畸变和活动受限，无明显关节对称性症状，X 线也多无明显骨质破坏。且 SS 患者口眼干燥症状明显，抗 SSA 和抗 SSB 抗体多阳性，可与类风湿关节炎相鉴别。

三、系统性红斑狼疮

原发性干燥综合征多见于中老年妇女，发热，尤其高热的不多，无颧部红斑，口干眼干明显，肾小管酸中毒为其主要的肾损害，高球蛋白血症明显，低补体血症少见，预后良好。此外，系统性红斑狼疮患者可见抗 Sm

抗体、抗双链 DNA 抗体以及抗心磷脂抗体阳性等。

四、结节病

结节病患者也会出现泪腺、唾液腺肿大，口干，关节肌肉疼痛等症状，但其临床有肺部特征，胸部影像学检查、组织活检为非干酪性肉芽肿，与 SS 可鉴别。

五、腮腺炎

两者均可出现腮腺肿大，或发热症状。流行性腮腺炎多见于儿童，呈流行性，有病源接触史，2～3周后发病，症状不易反复。化脓性腮腺炎，多见于成年人或糖尿病患者，多为一侧发病，会有白细胞增高等炎症表现。

此外，糖尿病、胰腺炎、肝硬化所引发的脂肪沉积也会引起唾液腺、泪腺的肿大，伴有口干、眼干等临床表现，但其均有各自疾病的临床特点，可以鉴别。

参考文献

[1] 高惠英，李小峰，张莉芸，等 . 原发性干燥综合征合并间质性肺病的临床特征 [J]. 中华临床免疫和变态反应杂志，2009，3（1）：39-42.

[2] 范倩，巩路，魏蔚，等 . 原发性干燥综合征合并肺动脉高压的临床研究 [J]. 天津医药，2013，41（1）：9-11.

[3]Vassilion V A，Mogssakis I，Boki K A，et al. Is the heart affected in primary sjögren's syndrome? An echocardiographic study[J]. Clin Exp Rheumatol，2008，26（1）：109-112.

[4]Aasarod K，Haga H J，Berg K J，et al. Renal involvement in primary sjögren's syndrome[J]. QM，2000，93（5）：297-304.

[5] 任红，陈楠，陈晓农，等 .84 例干燥综合征合并肾脏损害的临床与病理分析 [J]. 中华内科杂志，2001，40（6）：367-369.

[6] 闫永龙，于庆海，孙喜龙. 原发性干燥综合征合并肝损伤 46 例分析 [J]. 临床合理用药，2014，7（1）：112-113.

[7] 朱春兰，赵阴环，田素礼，等. 原发性干燥综合征胃黏膜病理特点分析 [J]. 中华风湿病学杂志，2004，8（2）：88-91.

[8] 冯斯斯，钟白云，郭婧婧，等. 原发性干燥综合征并发血液系统损害与免疫学指标相关性分析 [J]. 中国现代医学杂志，2013，23（25）：44-46.

[9]Silva L M, Garcia A B, Donadi E A. Increased lymphocyte death by neglect-apoptosis is associated with lymphopenia and autoantibodies in lupus patients presenting with neuropsychiatric manifestations[J]. J Neurol, 2002, 249（8）：1048-1054.

[10] 任立敏，何菁，韩聚方，等. 原发性干燥综合征合并血细胞减少临床分析 [C]. 首届全国中青年风湿病学学术大会论文汇编，2004，10.

[11]Haneji N, Nakamura T, Takio K, et al. Identification of alpha-fodrin as a candidate autoantigen in primary sjögren's syndrome[J]. Science, 1997, 276：604-607.

[12] 何菁，郭嘉隆，李英妮，等. 抗 α- 胞衬蛋白多肽 IgA 抗体对干燥综合征的诊断价值 [J]. 中华临床免疫和变态反应杂志，2010，4（2）：91-96.

[13] 刘慧，赵春梅，龚忠诚，等. 干燥综合征患者唇腺活检、腮腺造影及唾液腺 SPECT 诊断价值的比较研究 [J]. 实用口腔医学杂志,2014,30（1）：66-69.

[14]Kalk W W, Vissink A, Spijkervet F K, et al. Parotid sialography for diagnosing Sjögren syndrome[J].Oral Surg Oral Med Oral Pathol Oral Radiol Endod, 2002, 94（1）：131-137.

[15] 田甜，杨亚梦，朱炎华. 干燥综合征患者 136 例的临床特点分析 [J]. 国际眼科杂志，2014，14（11）：2098-2100.

[16] 张卓丽. 干燥综合征 [J]. 当代医学，2000，6（10）：58-61.

[17]Shiboski S C，Shiboski C H，Criswell L，et al. American College of Rheumatology classification criteria for Sjögren's syndrome：a data-driven，expert consensus approach in the Sjögren's International Collaborative Clinical Alliance Cohort[J]. Arthritis Care Res（Hoboken），2012，64（4）：475-487.

第四章

干燥综合征的中医治疗

第一节　辨证论治

干燥综合征辨证以阴虚、气虚为本，燥邪、热毒、瘀血为标，临证重在辨明标本虚实。阴虚津亏、气阴两虚、阴虚湿热、燥毒蕴结、阴虚血瘀证为临床最常见证候。其中燥毒蕴结证为干燥综合征病情进展治疗的主要证型，最容易造成脏腑实质受损，应积极治疗，迅速控制病情进展。因燥痹病程长，病情复杂，临床除可以单一证候出现，也可常见两证或三证兼夹等复合证候表现形式。

一、阴虚津亏证

【证候】眼干，口干，牙齿枯脱，皮肤干燥，关节隐痛，干咳少痰，或痰中带血，五心烦热，虚烦不寐，头晕耳鸣，腰膝酸软，潮热盗汗，大便燥结，小便少。舌红少津，光剥无苔或有裂纹，脉沉细或细数。

【辨证要点】眼干，口干，牙齿枯脱，皮肤干燥，关节隐痛，干咳少痰。舌红少津，光剥无苔或有裂纹，脉沉细或细数。

【治法】滋养阴液，生津润燥。

【方药】沙参麦冬汤加减。

北沙参 15g，麦冬 15g，玉竹 10g，天花粉 10g，桑叶 10g，生扁豆 15g，生甘草 6g。

【方解】北沙参、麦冬滋阴清热，为君药；玉竹、天花粉生津止渴，为臣药；佐以桑叶轻宣燥热、生扁豆益气和中；生甘草调和药性。合而成方，共奏滋养阴液、生津润燥之功。

【加减】偏于肝肾阴虚者，用杞菊地黄丸合一贯煎加减；偏于脾胃阴虚者，用益胃汤合玉女煎加减；偏于肺胃阴虚者，用百合固金汤合益胃汤、玉女煎加减；内热甚者加知母 12g，蒲公英 30g；偏气虚者选加黄芪 30g，党参 15g，白术 12g，茯苓 15g；痰浊内蕴加陈皮 12g，半夏 12g，土茯苓 15g，僵蚕 10g，浙贝母 10g。

【中成药】六味地黄丸，大蜜丸1次1丸，1日2次。麦味地黄丸，大蜜丸1次1丸，1日2次。养阴清肺丸，水蜜丸1次6g，1日2次；大蜜丸1次1丸，1日2次。

【临床体会】本病发病多因素体禀赋不足，或阴虚或阳虚，或过食辛燥之品，感受外邪，多从燥化，津枯液涸而致病。燥邪是干燥综合征发生的主因，治疗上应使津液得生，源流不断，水津四布，其燥自除，因此强调滋阴润燥生津的基本治则贯穿始终。滋阴润燥应以甘寒凉润为主，慎用苦寒，也不宜过用滋腻之品。

二、气阴两虚证

【证候】眼干，口干，孔窍干燥，皮肤干燥，关节酸痛，神疲乏力，倦怠嗜卧，干咳短气，纳呆，胃脘痞满，大便溏泄或秘结，少尿或无尿。舌质淡，边有齿痕或舌有裂纹，苔少或无苔，脉沉细弱。

【辨证要点】眼干，口干，孔窍干燥，皮肤干燥，关节酸痛，神疲乏力，干咳短气，胃脘痞满。舌质淡，边有齿痕或舌有裂纹，苔少或无苔，脉沉细弱。

【治法】益气养阴，生津润燥。

【方药】沙参麦冬汤合生脉饮加减。

北沙参15g，麦冬10g，玉竹10g，天花粉10g，桑叶10g，生扁豆15g，生甘草3g，人参10g，五味子6g。

【方解】沙参麦冬汤中北沙参、麦冬滋阴清热，为君药；玉竹、天花粉生津止渴，为臣药；佐以桑叶轻宣燥热、生扁豆益气和中；生甘草调和药性。生脉饮中人参补气生津是为君药；麦冬养阴润肺是为臣药；五味子酸以敛津，三药有补有润有敛，气复津生，脉气得充，故名"生脉"。两方共奏益气养阴、生津润燥之功。

【加减】眼干明显，头晕、目眩、耳鸣者，加枸杞子10g，山茱萸10g；神疲乏力者，加太子参15g，大枣6枚；偏血虚者加鸡血藤30g，熟地黄15g，阿胶10g；心烦眠差者，加用酸枣仁30g，柏子仁10g，远志10g；泛酸纳少者，加用煅瓦楞10g，乌贼骨10g，木香10g，砂仁6g；烦躁易怒者，加用柴胡15g，佛手10g，川楝子10g；舌苔厚腻者，加用佩兰10g，炒山药10g，炒薏苡仁30g；脱发、女性月经少者，加旱莲草10g，女贞子10g。

【中成药】生脉饮口服液，1次10mL，1日3次。云芝菌胶囊，口服，1次3粒，1日3次。

【临床体会】《类证治裁》曰："燥有外因，有内因。因乎外者，天气肃而燥胜，或风热致伤气分，则津液不腾……因于内者，精血夺而燥生，或服饵偏助阳火，则化源日涸。"可见"燥"的原因有内外之分，外者有外感燥邪或风寒湿邪日久化热损伤阴液，内者主要因先天不足、脏腑虚损、情志过极、过食辛温等耗伤阴液。本证型大多因肾的真阴不足，则对各脏腑不能起濡润滋养作用，出现多个脏器损害。脾主运化，为气血生化之源，肺为水之上源，口鼻为脾肺之门户，脾肺气阴不足，则出现口鼻干燥、食少、乏力消瘦等全身症状。在治疗上应补肾养阴，填补精血。滋补肝肾精血多用龟甲、鳖甲等血肉有情之品；补气重用黄芪、西洋参等。

三、阴虚湿热证

【证候】眼干，目赤多眵，口干，咽干，咽痛，关节红肿热痛，潮热盗汗，五心烦热，腰膝酸软，虚烦少眠，胃脘痞满，大便黏，小便黄。舌红，苔黄腻，脉弦细数。

【辨证要点】眼干，目赤多眵，口干，咽干，咽痛，关节红肿热痛，潮热盗汗，五心烦热。舌红，苔黄腻，脉弦细数。

【治法】滋阴润燥，清热利湿。

【方药】知柏地黄丸合四妙散加减。

熟地黄24g，山茱萸15g，山药12g，泽泻10g，茯苓15g，牡丹皮10g，知母10g，黄柏20g，生薏苡仁20g，苍术10g，牛膝10g。

【方解】知柏地黄丸方中熟地黄滋阴补肾为君；山茱萸滋补肝肾、山药补肝脾肾之阴为臣，此三药是谓三补；泽泻利肾浊，茯苓健脾渗湿，牡丹皮清虚热，伏相火，三药相配为佐药。六味相配，三补三泻，以泻助补，共奏滋补肝肾之功。更加知母、黄柏滋阴清热泻火。四妙散方中以黄柏清热燥湿为君；苍术燥湿健脾为臣；牛膝补肝肾、强筋骨、活血通经，兼可引药下行，同时为佐、使药；生薏苡仁渗湿泄浊，导湿热从小便出，为佐药。两方合奏滋阴润燥、清热利湿之功。

【加减】热毒盛者，加紫花地丁 10g，蒲公英 15g；热盛者，可加石膏 30g；湿盛者加萆薢 10g，土茯苓 30g，佩兰 10g，白豆蔻 10g；关节疼痛明显者，加忍冬藤 20g，木瓜 10g，桑枝 30g。

【中成药】知柏地黄丸，1 次 8 丸，1 日 3 次。四妙丸，1 次 6g，1 日 2 次。

【临床体会】在本病的病变过程中，阴津亏耗是其基本病理改变，但多数患者并非单纯阴虚一证，而往往兼夹湿阻热郁之候，表现有口干不欲饮或饮不解渴、口甜、口中黏腻、胃脘痞胀、便溏、苔腻等湿邪内困之象。"阴虚生内热"，湿邪久郁，从热而化是本病一个重要的病理特点。患者常有目赤、畏光、刺痛、口舌生疮、烦躁、多梦、手足心热、胃中灼热、小便黄赤、舌质红等火热之象。湿阻热郁，缠绵不解，虚实夹杂，治当兼顾，在益气养阴的同时，兼以清热化湿，常用黄连、黄柏、苍术、栀子、苦参、佩兰、厚朴花、泽泻、砂仁、白豆蔻、土茯苓等。

四、燥毒蕴结证

【证候】眼干，目赤，口干，咽干，咽痛，齿龈肿痛，发颐或瘰疬，关节热痛，口苦口臭，皮肤红斑，大便干结，小便黄赤。舌红，质干或有裂纹，苔少或黄燥，脉弦细数。

【辨证要点】眼干，目赤，口干，咽干，咽痛，齿龈肿痛，发颐或瘰疬。舌红，质干或有裂纹，苔少或黄燥，脉弦细数。

【治法】清热解毒，润燥护阴。

【方药】养阴清肺汤加减。

生地黄 20g，玄参 15g，麦冬 15g，白芍 10g，牡丹皮 15g，川贝母 6g，薄荷 10g，生甘草 6g。

【方解】方中生地黄养阴清热生津为君药；玄参养阴生津、泻火解毒，麦冬养阴润肺，白芍益阴养血，三者共为臣药；佐以牡丹皮清热凉血、活血散瘀，川贝母润肺化痰、清热散结，薄荷辛凉宣散、宣肺利咽、引药上行；生甘草泻火解毒、调和诸药，为使药。共奏清热解毒、养阴润燥之功。

【加减】瘀血甚者，可加当归15g，川芎10g，桃仁10g，红花10g；燥甚者，可加北沙参15g，石斛10g，玉竹10g；热毒盛者，可酌加蒲公英30g，紫花地丁10g，金银花15g；关节红肿热痛者，可加生薏苡仁30g，连翘10g，忍冬藤20g等。

【中成药】八宝丹胶囊，1次0.6g，1日2～3次。新癀片，1次2～4片，1日3次。蒲地蓝消炎口服液，1次10mL，1日3次。

【临床体会】"燥毒"病名源自《素问·五常政大论》："太阴在泉，燥毒不生。"燥邪损伤气血津液而致阴津损耗，脏腑失养，燥邪日盛，蕴久成毒，煎灼津液，阴损亦燥。"燥毒"较之燥邪，不仅临床表现相似，且更强于燥邪，致津亏液损，形体败坏。因此要在生津润燥的同时，辅以清热解毒之品，如白花蛇舌草、重楼、败酱草、夏枯草、紫草、玄参、蒲公英、青葙子等。同时燥毒缠绵难愈，日久损伤脉络而致瘀血内停，脏腑诸窍失于濡润，故治疗当中应重视活血化瘀药物的应用，如丹参、当归、红花、桃仁等。

五、阴虚血瘀证

【证候】眼干，口干，齿枯脱块，关节疼痛，肢体刺痛，痛有定处，肌肤瘀斑瘀点，肢端变白、变紫交替，皮下脉络隐隐，大便干结，尿少溲黄。舌质黯红，有瘀斑、瘀点，舌下脉络青紫，苔薄黄燥或无苔，脉沉细涩。

【辨证要点】眼干，口干，齿枯脱块，关节疼痛，痛有定处，肢端变白、变紫交替。舌质黯红，有瘀斑、瘀点，舌下脉络青紫，苔薄黄燥或无苔，脉沉细涩。

【治法】活血通络，滋阴润燥。

【方药】沙参麦冬汤合血府逐瘀汤加减。

北沙参 15g，麦冬 15g，玉竹 10g，天花粉 10g，桑叶 10g，生扁豆 15g，桃仁 12g，红花 9g，当归 12g，生地黄 20g，川芎 10g，赤芍 10g，牛膝 15g，桔梗 10g，柴胡 10g，枳壳 10g，生甘草 6g。

【方解】方中北沙参、麦冬滋阴清热，桃仁通经化瘀润燥，红花活血止痛，同为君药；玉竹、天花粉生津止渴，赤芍通利血脉，川芎活血行气，牛膝活血通经，共为臣药；桑叶轻宣燥热，生扁豆益气和中，生地黄、当归滋阴养血，桔梗、枳壳调畅气机，柴胡疏肝行气，气行则血行，以上诸药，共为佐药；生甘草调和药性，为使药。两方共奏活血通络、滋阴润燥之功。

【加减】干咳无痰者加枇杷叶 30g，紫菀 10g，款冬花 10g；头晕目眩，腰膝酸软加旱莲草 10g，山茱萸 10g，枸杞子 10g，何首乌 10g；若见五心烦热、夜间盗汗较重者，加地骨皮 10g，鳖甲 30g，白薇 10g，浮小麦 15g；若见面色㿠白，头晕乏力加黄芪 15g，炒白术 10g，党参 10g，山药 10g。

【中成药】正清风痛宁，1 次 3 片，1 日 3 次。痹祺胶囊，1 次 4 粒，1 日 2～3 次。

【临床体会】干燥综合征之虚、瘀、毒相互为患，是为病理关键。干燥综合征以阴虚燥热为本，日久耗气津伤，则津亏液少，血液浓浊，复加气虚无力行血，瘀血乃生。瘀血一经形成，又阻碍气机，致津液不能敷布，则燥证愈甚。燥瘀搏结，燥盛成毒，终致燥、瘀、毒互结为患，相互胶着，外而阻于经络关节，则关节肿痛甚或变形、僵硬，上则口眼诸窍及皮毛失养，见口眼干燥，皮毛焦枯；内则蕴伏于五脏六腑，暗伤津阴，血液衰少而致血行涩滞，阴虚燥热，虚实夹杂，缠绵难愈。因此养阴活血不仅可以针对干燥综合征的病机变化达到标本兼治的目的，且养阴与活血之间本身即可相互影响、互相兼顾。养阴不仅可以通过充盈脉管、濡润脉道而促进瘀血消散，且可通过保护脏腑功能以促进气血的化生。活血不仅可通络行气改善津液输布，亦可通过恢复脏腑功能而进一步化生津血。

第二节　病证治疗

一、口干燥症

1.气阴两虚证

【证候】口干，口渴，水入亦不能缓解，进食干燥食物困难，眼干，鼻干，腮腺肿胀，舌面干燥，有裂纹，色红或淡红，苔薄白或光剥或白厚腻，脉弦或细。

【治法】健脾养胃，益气养阴。

【方药】补中益气汤加减。

生黄芪 30g，党参 15g，炒白术 10g，当归 10g，陈皮 10g，柴胡 10g，升麻 6g，炙甘草 6g，石斛 15g，丹参 15g。

2.阴虚火旺证

【证候】口干烦躁，鼻息气热，午后、夜间加重，五心燥热，头晕目眩，失眠多梦，身疲乏力，口渴喜饮，舌红，质干，少津，无苔或少苔，脉细数。

【治法】养阴清热，益气生津。

【方药】柴芍地黄汤加减。

熟地黄 24g，山茱萸 12g，山药 12g，泽泻 9g，茯苓 9g，牡丹皮 10g，五味子 10g，柴胡 15g，白芍 10g，肉桂 6g。

3.脾胃虚寒证

【证候】口干，口苦，入夜尤甚，鼻塞，胃脘喜暖，不能冷食，尿频，大便干，舌淡红苔淡白腻，右脉浮紧。

【治法】温阳健脾，益气养阴。

【方药】砂半理中汤加减。

砂仁 10g，半夏 10g，党参 15g，白术 10g，干姜 9g，木香 15g，桂枝 12g，陈皮 10g，桔梗 10g，草果 10g，枳壳 10g，甘草 6g。

4. 脾阴亏虚证

【证候】口干，舌燥，甚口舌疼痛，伴有头晕耳鸣，少寐健忘或伴腰膝酸软无力，舌红少苔或舌光红或苔少而干，脉细或细数。

【治法】健脾养阴。

【方药】健脾养阴汤加减。

党参 10g，白术 10g，茯苓 10g，山药 10g，芡实 10g，生薏苡仁 10g，扁豆 15g，麦冬 10g，葛根 20g，白芍 10g，五味子 6g，肉桂 6g，甘草 3g，乌梅 3g。

5. 肺胃阴虚证

【证候】口鼻干燥，咽喉干痛，口渴欲饮，胃纳不佳，舌红少津。

【治法】养阴清肺，益胃生津。

【方药】清肺养胃方加减。

生黄芪 20g，党参 20g，北沙参 20g，麦冬 10g，玉竹 10g，知母 15g，芦根 30g，生地黄 20g，连翘 10g，金银花 20g，白术 10g，茯苓 10g，诃子 3g，五味子 6g，甘草 6g。

6. 肾阴亏虚证

【证候】口干，眼干，鼻干，伴腰膝酸软，潮热盗汗，五心烦热，舌红，少苔，脉细数。

【治法】滋补肾阴。

【方药】六味地黄汤加减。

熟地黄 24g，山茱萸 15g，山药 12g，泽泻 9g，茯苓 15g，牡丹皮 9g。

7. 肾阳亏虚证

【证候】口干，以入夜为甚，饮水量少，或喜热饮，饮多不能解渴，手足不温，不能食冷，食冷则易便溏，小便清长，舌体胖，舌质淡，有齿痕，舌苔白滑，或白腻，脉象为沉迟、沉缓或沉弱。

【治法】温补肾阳。

【方药】肾气丸加减。

生地黄 24g，山茱萸 15g，山药 12g，泽泻 9g，茯苓 15g，牡丹皮 9g，制附子 10g，肉桂 3g。

二、眼干燥症

1. 肝肾阴虚证

【证候】双眼干涩无泪或少泪，羞明，视物昏矇，口干咽燥，头晕耳鸣，五心烦热，潮红多汗，腰膝酸软，舌红少苔，脉细数。

【治法】补益肝肾，养阴润燥。

【方药】增液汤合六味地黄汤加减。

熟地黄 15g，生地黄 15g，天冬 10g，麦冬 10g，玄参 10g，怀山药 10g，石斛 10g，白芍 10g，北沙参 10g，枸杞子 15g，乌梅 3g，牡丹皮 10g。

2. 脾虚气弱证

【证候】双眼干涩无泪或少泪，羞明难睁，不耐久视，面色㿠白，精神萎靡，体倦乏力，气短懒言，纳谷不香，大便溏薄，舌淡胖有齿印，苔薄，脉弱缓。

【治法】健脾理胃，益气升阳。

【方药】补中益气汤加减。

生黄芪 30g，党参 9g，炒白术 10g，当归 10g，陈皮 10g，柴胡 10g，升麻 30g，炙甘草 6g，石斛 10g，丹参 15g。

3. 气滞血瘀证

【证候】双眼干涩羞明，少泪或无泪，视物昏糊，眼球表面粗糙不平，睑球粘连，伴面色晦暗，肌肉关节酸痛，屈伸不利，舌暗有瘀点、瘀斑，脉涩。

【治法】理气活血通络。

【方药】桃红四物汤加减。

桃仁 10g，红花 10g，生地黄 24g，当归 15g，赤芍 10g，白芍 10g，川芎 10g，丹参 10g，郁金 6g，佛手 6g，鸡血藤 30g，忍冬藤 30g。

4. 湿热蕴结证

【证候】眼干，视物模糊，头眩或头重如裹，面红耳赤，大便秘结，舌质红，苔黄腻，脉滑数略弦。

【治法】清热利湿，养阴生津。

【方药】龙胆泻肝汤加减。

龙胆草 6g，茵陈 15g，黄芩 10g，滑石 10g，黄柏 10g，菊花 6g，淡竹叶 10g，藿香 10g，大黄 6g，苍术 10g，青葙子 15g，甘草 6g。

5. 燥毒伤脾，气阴两亏证

【证候】口干、眼干，甚则眼睑浮肿，周身关节疼痛，夜间尤甚，烦躁，乏力，舌质红，苔薄白而干，脉弦细。

【治法】健脾消肿，养阴润燥，解毒通络。

【方药】清燥方合五苓散加减。

生黄芪 15g，白术 10g，茯苓 15g，生地黄 20g，北沙参 15g，麦冬 10g，当归 10g，白花蛇舌草 15g，夏枯草 15g，露蜂房 30g，王不留行 10g，桑枝 20g，豨莶草 15g。

三、咽干咽痛

1. 虚火上炎型

【证候】咽痛，咽喉红肿不甚，疼痛不剧，多伴有咽干舌燥，下午或黄昏更甚，喉底小瘰高突，粒小紧束，或声音嘶哑，声带微红，五心烦热，舌红苔少，脉细数。

【治法】滋阴清热润燥。

【方药】猪肤汤加减。

猪肤，白蜜，米粉。临床上以鲜猪皮 1000g 捣烂，蜂蜜 250g，米粉 1000g，共拌匀和为大蜜丸，约 10g 一粒，晒干，每日服 3 次，每次 2 粒。

2. 肺胃阴虚证

【证候】咽部黏膜轻度肿胀，色红或黯红，表面有充血，咽痒，喉底附有少量黏性分泌物。

【治法】滋肺润胃，清热利咽。

【方药】养阴清肺汤加减。

生地黄 15g，茯苓 9g，麦冬 9g，甘草 6g，玄参 10g，浙贝母 9g，牡丹皮 10g，百合 20g。

3. 肾阳不足证

【证候】咽部黏膜干燥，萎缩变薄，色苍白，腭弓变薄，腭垂短窄或见鼻咽部有黏稠分泌物或浓痰黏附，咽部感觉及反射减退。

【治法】温肾扶阳，散寒除结。

【方药】肾气丸加减。

生地黄 18g，山药 15g，山茱萸 15g，茯苓 15g，牡丹皮 10g，泽泻 10g，桂枝 3g，制附子 10g。

四、腮腺肿大

1. 风热外袭证

【证候】耳前下轻度酸胀不适，皮色不变，按之有硬结，咀嚼时痛重，恶寒身热，头痛咽红，口渴咽干，舌质淡红，苔薄白或微黄，脉浮数。

【治法】疏风解表，清热解毒。

【方药】荆防败毒散加减。

金银花 30g，连翘 30g，桔梗 12g，薄荷 6g，竹叶 12g，甘草 9g，荆芥穗 9g，淡豆豉 10g，牛蒡子 12g，板蓝根 15g，蒲公英 12g，夏枯草 12g，僵蚕 10g。

2. 热毒炽盛证

【证候】两腮漫肿，灼热疼痛明显，皮肤光亮，张口受限，咀嚼困难，高热头痛，心烦少寐，口渴咽干，咽喉红肿，便秘尿赤，舌红苔黄，脉滑数。

【治法】清热解毒，消肿散结。

【方药】普济消毒饮加减。

黄芩（炒）20g，黄连（酒炒）10g，陈皮 6g，甘草 6g，玄参 20g，金银花 30g，连翘 15g，板蓝根 30g，马勃 10g，牛蒡子 10g，薄荷 6g，僵蚕 9g，升麻 6g，柴胡 6g，桔梗 10g。

五、关节痛

1. 湿热痹阻证

【证候】口干、眼干，关节肿痛，触之灼热或有热感，口渴不欲饮，烦闷不安，或有发热，舌质红，苔黄腻，脉濡数或滑数。

【治法】清热除湿，活血通络。

【方药】宣痹汤合三妙散加减。

生薏苡仁 20g，防己 15g，滑石粉 10g，连翘 10g，苍术 10g，黄柏 10g，金银花 30g，萆薢 10g，羌活 10g，赤芍 10g，青风藤 30g。

2. 痰瘀痹阻证

【证候】口干、眼干，关节肿痛日久不消，晨僵，屈伸不利，关节周围或皮下结节，舌暗紫，苔白厚或厚腻，脉沉细涩或沉滑。

【治法】活血行瘀，化痰通络。

【方药】小活络丹加减。

乳香 5g，没药 5g，地龙 6g，制天南星 6g，白芥子 6g，当归 10g，赤芍 10g，川芎 10g。

3. 肝肾不足证

【证候】口干、眼干，关节肌肉疼痛，肿大或僵硬变形，屈伸不利，腰膝酸软无力，关节发凉，畏寒喜暖，舌红，苔白薄，脉沉弱。

【治法】补益肝肾，蠲痹通络。

【方药】独活寄生汤加减。

独活 15g，桑寄生 15g，炒杜仲 15g，怀牛膝 15g，细辛 3g，茯苓 15g，当归 15g，川芎 10g，白芍 10g，生地黄 15g，熟地黄 15g，补骨脂 15g，鸡血藤 30g，乌梢蛇 6g，蜈蚣 2 条，地龙 10g，生甘草 6g。

六、发热

1. 阴虚发热证

【证候】午后潮热，或夜间发热，不欲近衣，手足心热，烦躁，少寐多梦，盗汗，口干咽燥，舌质红，或有裂纹，苔少甚至无苔，脉细数。

【治法】滋阴清热。

【方药】清骨散加减。

银柴胡 10g，知母 15g，胡黄连 10g，地骨皮 15g，青蒿 15g，秦艽 10g，鳖甲 30g。

2. 气虚发热证

【证候】发热，热势或低或高，常在劳累后发作或加剧，倦怠乏力，气短懒言，自汗，易于感冒，食少便溏，舌质淡，苔白薄，脉细弱。

【治法】益气健脾，甘温除热。

【方药】补中益气汤加减。

生黄芪 20g，党参 10g，白术 10g，甘草 6g，当归 15g，陈皮 10g，升麻 10g，柴胡 10g。

七、乏力

1. 阴虚火旺证

【证候】疲倦乏力，精神不振，健忘，自汗盗汗，心烦易怒，头晕，耳鸣，大便干，小便黄，舌质红，苔薄黄少津，脉细数。

【治法】滋阴泻火，安神定志。

【方药】知柏地黄汤加减。

知母 15g，黄柏 10g，生地黄 20g，牡丹皮 12g，泽泻 15g，百合 20g，女贞子 15g，旱莲草 15g，白芍 15g，麦冬 15g，玄参 15g，磁石 20g（先煎），合欢皮 10g，炒酸枣仁 20g。

2. 气血亏虚证

【证候】全身疲乏无力，头晕目眩，少气懒言，自汗，面色㿠白，心悸气短，舌淡苔白，脉沉细无力。

【治法】健脾益气，补血养血。

【方药】归脾汤加减。

党参 15g，白术 15g，黄芪 15g，当归 12g，远志 10g，龙眼肉 10g，柴

胡 10g，炒酸枣仁 30g，五味子 10g，白芍 15g，郁李仁 10g，枳实 10g，甘草 6g。

八、紫癜

1. 阴虚血瘀证

【证候】关节疼痛明显，皮肤紫癜，腮腺肿大，雷诺现象，龋齿，舌暗红，苔薄，脉细涩。

【治法】养阴清热，活血化瘀。

【方药】沙参麦冬汤合桃红四物汤加减。

麦冬 30g，北沙参 20g，石斛 20g，芦根 10g，生地黄 15g，白芍 10g，牡丹皮 10g，玄参 10g，丹参 20g，当归 15g，川芎 10g，桃仁 10g。

2. 血热妄行证

【证候】皮肤出现青紫斑点或斑块，或伴有鼻衄、齿衄、便血、尿血，或有发热，口渴，便秘，舌质红，苔黄，脉弦数。

【治法】清热解毒，凉血止血。

【方药】十灰散加减。

大蓟 20g，小蓟 20g，侧柏叶 10g，茜草根 10g，白茅根 15g，棕榈 10g，牡丹皮 10g，栀子 10g，大黄 6g。

3. 气不摄血证

【证候】反复发生肌衄，久病不愈，神疲乏力，头晕目眩，面色苍白或萎黄，食欲不振，舌质淡，脉细弱。

【治法】补气摄血。

【方药】归脾汤加减。

党参 15g，茯苓 10g，白术 10g，甘草 6g，当归 10g，黄芪 15g，酸枣仁 30g，远志 10g，龙眼肉 10g，木香 10g，仙鹤草 10g，棕榈炭 10g，地榆 10g，蒲黄 10g，茜草根 10g。

九、尿频

1. 气阴两虚证

【证候】小腹及会阴部持续性疼痛，腰痛，疼痛难忍欲撞墙，膀胱充盈时痛甚，尿灼热刺痛，尿量少，排尿困难，排尿后膀胱区疼痛略减轻，遇热减轻，乏力，大便正常，舌红，苔薄而干、少津液，脉沉。

【治法】益气养阴，清热利湿。

【方药】清心莲子饮加减。

炙黄芪 30g，太子参 20g，莲子心 15g，地骨皮 15g，茯苓 15g，麦冬 15g，车前子 10g，瞿麦 10g，萹蓄 10g，石韦 10g，炙甘草 10g。

2. 脾肾两虚证

【证候】小便淋沥不尽，赤涩疼痛不甚，时作时止，遇劳易发，腰膝酸软，神疲乏力，舌质淡，脉细弱。

【治法】益肾健脾，补虚固涩。

【方药】无比山药丸加减。

山药 20g，茯苓 15g，泽泻 15g，熟地黄 10g，山茱萸 10g，巴戟天 10g，菟丝子 10g，杜仲 10g，牛膝 10g，五味子 10g，肉苁蓉 10g，赤石脂 10g。

3. 湿热内蕴证

【证候】尿频尿急，溺时涩痛，淋沥不畅，尿色浑赤，甚则癃闭不通，小腹急满，口燥咽干，舌苔黄腻，脉滑数。

【治法】清热泻火，利尿通淋。

【方药】八正散加减。

木通 15g，滑石 10g，车前子 30g，萹蓄 15g，瞿麦 15g，泽泻 15g，竹叶 15g，栀子 15g，海金沙 30g，甘草 6g。

十、肺间质病变

1. 肺燥津伤证

【证候】气逆喘促，干咳无痰，渐至咳吐黏稠涎沫，甚则带有血丝，口干咽燥，形体消瘦，皮毛干枯，舌红乏津，脉虚数。

【治法】滋阴清热，润肺生津。

【方药】麦冬汤合清燥救肺汤加减。

麦冬30g，党参20g，桑叶15g，生石膏15g，阿胶10g，胡麻仁15g，苦杏仁10g，炙枇杷叶10g，半夏10g，川贝母10g，甘草6g。

2. 气阴两虚证

【证候】气短喘促，动则尤甚，神疲畏风，乏力自汗，咳嗽少痰，舌淡尖红，脉细弱无力。

【治法】补益肺气，化痰养阴。

【方药】生脉散加减。

党参20g，麦冬20g，五味子15g，生黄芪20g，知母10g，柴胡10g，升麻10g，桔梗10g，紫菀15g，百部10g，浙贝母15g。

3. 痰热壅肺证

【证候】口干，咳嗽，咳痰，痰黏稠不易咳出，咽干咽痛，胸闷，喘息憋气，舌黯红，苔黄，脉弦滑数。

【治法】宣肺理气，泄热化痰。

【方药】麻杏甘石汤合三子养亲汤加减。

蜜麻黄10g，生石膏30g，杏仁10g，甘草10g，紫苏子15g，莱菔子10g，桑白皮15g，枇杷叶15g，枳实10g，半夏10g，郁金10g，丹参15g，瓜蒌20g，桔梗10g。

4. 肺肾两虚证

【证候】咳嗽气逆，动则气促，口干，潮热，盗汗，遗精，腰膝酸软，形瘦，舌质红，苔薄，脉细数。

【治法】补益肺肾，清降虚热。

【方药】百合固金汤加减。

百合10g，麦冬10g，玄参10g，生地黄15g，熟地黄10g，鳖甲30g，知母10g，秦艽15g，银柴胡10g，地骨皮10g。

十一、肾损害

1. 肾阳虚证

【证候】神疲乏力，畏寒肢冷，腰膝酸软，小便有泡沫，大便溏，舌淡苔白，脉沉迟。

【治法】温补肾阳，涩精填髓。

【方药】右归饮加减。

熟地黄 20g，山药 10g，山茱萸 10g，鹿角胶 10g，菟丝子 10g，杜仲 10g，当归 10g，黄芪 20g，金樱子 20g，桑螵蛸 10g，芡实 20g。

2. 肾阴虚证

【证候】腰膝酸软，头晕耳鸣，失眠，自汗盗汗，口干咽干，舌红少苔，脉细。

【治法】滋补肾阴，涩精填髓。

【方药】左归丸加减。

熟地黄 20g，山药 10g，山茱萸 10g，菟丝子 10g，鹿角胶 10g，牛膝 10g，五味子 10g，金樱子 20g，桑螵蛸 10g，芡实 20g，乌梅 10g。

十二、血管炎

1. 热毒炽盛证

【证候】皮损以紫癜性斑丘疹、风团、血疱、瘀斑、溃疡等为主，皮疹鲜红，舌红，苔薄黄或腻，脉滑数。

【治法】清热利湿，活血通络。

【方药】四妙勇安汤合四妙丸加减。

金银花 30g，玄参 10g，当归 15g，黄柏 10g，苍术 10g，土茯苓 30g，生薏苡仁 30g，牛膝 10g，鸡血藤 15g，川芎 10g，红花 10g，甘草 6g。

2. 气虚血瘀证

【证候】皮疹反复发作，留有色素沉着、萎缩性瘢痕，或溃疡经久不愈，腐肉不脱，新肉难生，伴有气短、纳少、倦怠、头晕，舌淡或有瘀斑，脉细涩无力。

【治法】益气活血，清热解毒。

【方药】补阳还五汤合四妙勇安汤加减。

黄芪 30g，党参 10g，金银花 15g，玄参 10g，当归 10g，川芎 10g，白术 10g，皂刺 10g，白芷 10g，甘草 6g。

十三、血小板减少症

1. 气阴两虚证

【证候】口干，眼干，头晕，乏力，头痛，牙龈出血，舌暗有瘀点，苔薄，脉沉细。

【治法】益气健脾，养阴润燥。

【方药】八珍汤加减。

黄芪 30g，太子参 15g，茯苓 15g，白术 10g，白芍 15g，当归 10g，川芎 10g，丹参 15g，麦冬 10g，桔梗 10g，玄参 10g，山茱萸 10g，女贞子 15g，旱莲草 10g，生甘草 10g。

2. 肝郁化火证

【证候】口干咽干，唇干红，颧红，眼干无泪，皮肤干燥，牙龈肿痛，四肢关节疼痛，两胁不适，胸闷热，不寐，舌暗红，苔白腻，脉弦细。

【治法】清肝泄热，养阴生津。

【方药】丹栀逍遥散加减。

柴胡 10g，当归 20g，白芍 15g，牡丹皮 10g，炒栀子 10g，白术 10g，茯苓 15g，薄荷 6g，生地黄 10g，玄参 10g，仙鹤草 20g，生甘草 6g。

3. 肾精亏虚证

【证候】口干，眼干，头晕耳鸣，腰膝酸软，乏力，便干，舌暗，苔薄，脉沉。

【治法】滋补肾精，益气活血。

【方药】左归丸加减。

熟地黄 10g，生地黄 10g，菟丝子 10g，女贞子 10g，山茱萸 10g，阿胶 15g（烊化），鹿角胶（烊化）12g，龟甲胶 10g（烊化），旱莲草 10g，肉苁蓉 10g，当归 10g，陈皮 10g，白芍 15g。

第三节　其他治疗

一、针灸

现在大量的研究表明针灸对免疫有着很强的调节作用，针灸对免疫的调节作用可涉及体液免疫、细胞免疫的多个环节。针灸可使异常增高的免疫球蛋白下降，并对 T 细胞亚群、NK 细胞、IL-I、IL-2、IL-6 和 TNF-α 等多种免疫细胞及因子产生影响。同时针灸通过神经 – 内分泌系统，从激素水平达到对免疫的调控。

刘维等对 60 例干燥综合征患者采用清热解毒针法治疗，主穴：曲泽、血海，直刺 30mm，针用捻转提插结合泻法，每穴施手法至少 1 分钟，至四肢皮色潮红微汗出为佳；太冲直刺 20mm，针用提插泻法，至足部抽动 3 次；三阴交、太溪直刺 30mm，针用补法，徐刺疾出，得气后留针 30 分钟。辅穴：燥毒盛者少泽点刺放血；口干加廉泉、外金津、外玉液，针用提插泻法，至口含津液欲出；眼干加睛明、四白，针用雀啄法，至眼球湿润；腮腺肿大加颊车、翳风，针用泻法。每天治疗 1 次。对照组采用口服强的松每日 0.25mg/kg，晨起顿服，并辅以人工泪液等对症治疗。3 个月后观察，治疗组有效率为 73.3%，对照组有效率为 56.7%，两组患者差异有统计学意义，且对照组治疗过程中出现 42 次不良反应，治疗组无明显不良反应发生。

许扬等人结合近年来中医临床研究成果，总结出了四辨统一经、针刺三部行的针灸临床辨证和治疗思路，将治疗的重点定位于三焦，取穴以三焦经穴为主，配以调理气机、调整内脏功能的腧穴，取得了较好的临床疗效。四辨即 4 个辨证要点，辨燥、辨津液、辨经络、辨舌脉；统一经即所有的病理机制的根源归于三焦经。其治疗原则首先应通调三焦经气，增强水液代谢通路(肺、脾、肾)功能。其次针对长期津液代谢功能失调引起的各种表象症状予以对症取穴。取穴时以手少阳三焦经穴为主，辅以手太阳小肠经及手阳明大肠经穴。取穴分3组：①主要穴位：中渚、阳池、阳溪、阳谷、支沟、外关。②调气穴位：膻中、中脘、关元，对应上、中、下三焦。③调节肺脾肾功能穴位及三焦下合穴：肺俞、脾俞、三焦俞、肾俞、委阳。随症配穴：眼干加攒竹、阳白、瞳子髎、四白，膝关节疼痛加梁丘、血海、阳陵泉、足三里、阴陵泉，外阴或阴道干涩明显者加中极、会阴、三阴交。针刺方法采用微针三部行针法，三部即指穴位纵深的天、人、地部。由于此病常给患者造成精神上的负担，且有女性患者易导致肝郁而致气机不畅的特点，所以笔者在施针时采用微针三部轻刺法，通过穴位的三部循序进针，意在针刺治疗时达到通调三焦之气而不干扰体内正常气机的目的。针具选用特制0.22mm×40mm细针，轻捻快速刺入穴位天部候气；天部留针5分钟后，运针入人部，稍事留针后，患者一般有舒服的得气感；继续留针10分钟后，运针入地部，让各穴均有明显的针感，留针10分钟后取针。

杜革术采用益气养阴、祛瘀清热针法治疗SS患者40例。取睛明、廉泉、曲泽、气海、血海、三阴交、太溪、太冲等穴，除廉泉、气海外，其余穴位均取双侧，隔天1次。结果临床有效率为82.5%，口干症的症状积分明显改善。

二、中药熏蒸

适应证：适用于本病合并关节肿痛等症状的患者。

处方用药：选用辨证论治的中药方剂。

操作方法：将中药放在中药熏蒸机里，加水煮沸后，温度控制在40～45℃为宜，选择治疗部位，注意控制好温度，避免烫伤，熏蒸时间20～30分钟。

三、中药雾化

适应证：主要应用于眼部干燥患者。

处方用药：选用滋阴润燥、清热解毒类中药，如谷精草、菊花、石斛、玄参、金银花等。

操作方法：将中药煎煮过滤，放入无菌容器内，每次取 20mL 加入雾化器内，距眼部 2～3cm 进行眼部雾化，每次 20 分钟，1～2 次/日。

四、穴位注射

适应证：适用于口干、眼干、咽干的患者。

处方用药：药物为清开灵或维生素 B_{12}、维生素 B_1，每穴注射 1～2mL。穴位注射取心俞、肝俞、脾俞、肾俞、三焦俞，临床随症加减，每天 1 次，每次取 3～4 个穴位，上述穴位交替选用。

五、蜂疗

适应证：适用于口干、眼干、咽干的患者。

处方用药：将蜂针针刺百会、大椎、命门、颊车、地仓、廉泉、金津、玉液、脾俞、肾俞、胃俞、三焦俞、足三里、三阴交、太溪等穴位。1 次/日，每次选穴 10 个，49 天为 1 疗程。

参考文献

[1] 钱先，谭玲. 生津养血颗粒治疗干燥综合征合并血液系统受累的临床分析 [J]. 四川中医，2010，28（6）：59-61.

[2] 顾军花，陈湘君. 从肝论治干燥综合征 [J]. 中医杂志，2011，52（4）：292-295.

[3] 邓颖萍，董振华. 董振华治疗干燥综合征阴虚夹湿证的经验 [J]. 北京中医药，2010，29（5）：339-341.

[4] 曾庆祥. 路志正治疗干燥综合征经验 [J]. 中医杂志，2004，45（6）：

413-415.

　　[5] 李贵安，陈爱林，王素芝.中医辨证分型治疗干燥综合征 56 例 [J]. 陕西中医，2007，28（2）：168-169.

　　[6] 叶茂茂.益气升津法治疗口干燥症 21 例 [J]. 江西中医药，2015，2（46）：28-29.

　　[7] 郑苍尚.中药治疗放射性口干症的临床观察 [J]. 中华放射医学与防护杂志，2000，20（5）：346-347.

　　[8] 许嗣立，邓瑞镇，严石林.口干口苦从脾脏虚寒论治初探 [J]. 四川中医，2009，27（10）：26.

　　[9] 范剑薇.养脾阴法治疗老年口干症 43 例 [J]. 四川中医，2009，27（4）：78-79.

　　[10] 马新英，张鑫，支艳，等.清肺养胃方防治急性放射性口腔炎及口干症临床观察 [J]. 中国中医药信息杂志，2012，19（4）：65-66.

　　[11] 张文军.中医辨证治疗老年口干症 128 例 [J]. 成都中医药大学学报，2009，32（4）：34-35.

　　[12] 潘佳蕾.口干从阳虚论治初探 [J]. 新中医，2013，45（10）：156-157.

　　[13] 倪云.中医辨证治疗眼干燥症 [J]. 天津中医学院学报，1996（4）：13-14.

　　[14] 温兰双.辨证治疗眼干燥症体会 [J]. 河北中医，2010，32（11）：1698.

　　[15] 杨慧，刘维.刘维教授辨治燥痹眼干症合并眼睑浮肿经验 [J]. 中华中医药杂志（原中国医药学报），2014，29（9）：2826-2828.

　　[16] 马林，李坤英，赵秀敏，等.穴位注射加针刺治疗干燥综合征 35 例 [J]. 中国针灸，2004，24（9）：637-638.

　　[17] 安香珍.蜂疗配合中医药治疗干燥综合征 20 例临床观察 [C]. 中国养蜂协会第八届国际蜂疗大会暨蜂产品保健博览会会刊论文集，2006：17-18.

[18]周明爱，周慧，庄步辉，等.养阴活血益肾方治疗干燥综合征肾损害临床观察[J].中国当代医药，2010，17（35）：5-6.

[19]赵克明，王宇宏，席瑞.辨证分型治疗特发性肺间质纤维化浅识[J].实用中医内科杂志，2007，21（7）：30.

[20]刘娜，宋立群.宋立群教授辨证论治间质性肺炎验案[J].中医药学报，2004，32（5）：42-43.

[21]靖卫霞，朱跃兰，周光春.朱跃兰教授运用活血解毒方治疗干燥综合征经验[J].风湿病与关节炎，2012，1（6）：63-66.

[22]曾苹，和秀丽，马武开，等.马武开教授从"毒蕴血瘀"论治干燥综合征的经验[J].贵阳中医学院学报，2016，38（2）：73-74.

[23]朱跃兰，侯秀娟，韦尼.干燥综合征从燥毒瘀辨证论治[J].北京中医药大学学报，2006，32（9）：416-418.

[24]顾勤，刘菊妍.周仲瑛教授治疗干燥综合征经验介绍[J].新中医，2002，34（9）：7-8.

第五章

干燥综合征的
西医治疗

目前对干燥综合征的治疗目的主要是缓解患者口干、眼干的症状，抑制异常的免疫反应，保护脏器功能，提高生活质量。干燥综合征的治疗包括3个层次：①涎液和泪液的替代治疗以改善症状；②增强外分泌腺的残余功能，刺激涎液和泪液分泌；③系统用药改变干燥综合征的免疫病理过程，最终保护患者的外分泌腺体和脏器功能。

一、对症治疗

1. 口干燥症

保持口腔清洁，勤漱口，减少龋齿和口腔继发感染的可能，并且停止吸烟、饮酒及避免服用引起口干的药物如阿托品等。人工涎液作用时间短，口感较差，一般在夜间使用。另外患者还可以使用含氟的漱口液漱口，以减少龋齿的发生。

2. 干燥性角结膜炎

人工泪液可以减轻眼干症状，预防角膜损伤，减少眼部并发症。另外在夜间，患者还可以使用含甲基纤维素的润滑眼膏，以保护角膜、结膜。国外有人以自体的血清经处理后滴眼。含有皮质激素的眼药水对眼干疗效不佳且能引起角结膜上皮细胞的变性和穿孔，故不宜应用。

3. 肾小管酸中毒合并低钾血症

低血钾性瘫痪者宜静脉补充氯化钾，缓解期可口服枸橼酸钾或缓释钾片，大部分患者需终身服用。多数患者低血钾纠正后尚可正常生活和工作。

4. 肌肉、关节痛

可用非甾体抗炎镇痛药，如美洛昔康、洛索洛芬钠片、塞来昔布胶囊等治疗。部分患者口服羟氯喹 6 ～ 7mg/（kg·d），每天最大剂量 ≤ 400mg，可用于缓解疲劳、关节痛和肌痛等症状，少数患者可能需要短程使用小剂量糖皮质激素（例如泼尼松 5 ～ 10mg/d）以缓解关节剧痛等症状。

二、改善外分泌腺体功能的治疗

当使用涎液或泪液替代治疗效果不满意时，可使用毒蕈碱胆碱能受体激动剂刺激外分泌腺分泌。不良反应包括出汗、频繁排尿、肠激惹，消化道溃疡、哮喘和闭角性青光眼的患者禁用。此外，环戊硫酮片（正瑞）、溴己新片（必嗽平）和盐酸氨溴索片（沐舒坦）等也可以增加外分泌腺的分泌功能。

三、免疫抑制和免疫调节治疗

系统损害者应根据受损器官及严重程度进行相应治疗。对于有重要脏器受累的患者，应使用糖皮质激素治疗。对于病情进展迅速者可合用免疫抑制剂如羟氯喹、来氟米特、甲氨蝶呤等药物。出现恶性淋巴瘤者宜积极、及时地进行联合化疗。高免疫球蛋白血症是干燥综合征免疫学异常的一个重要特点，提示疾病可能处在活动进展期，同样应给予全身积极的免疫抑制治疗。

四、生物制剂

目前有越来越多的临床试验表明，使用抗 CD20 和抗 CD22 抗体进行 B 细胞清除治疗可以改善 SS 病情。尤其对常规治疗效果不佳，且有严重的关节炎、血细胞减少、周围神经病变以及相关的淋巴瘤者，均有较好的疗效。根据其发病机制有针对性地采用新的生物制剂、免疫治疗以及基因治疗，将为干燥综合征的治疗带来希望。

参考文献

[1] 中华医学会风湿病学分会 . 干燥综合征诊断及治疗指南 [J]. 中华风湿病学杂志，2010，14（11）：766-769.

[2] 刘维 . 中西医结合风湿免疫病学 [M]. 武汉：华中科技大学出版社，2009.

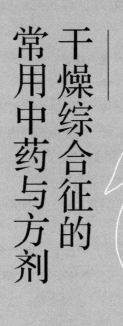

第六章

干燥综合征的
常用中药与方剂

第一节　常用中药

一、滋阴之药

1. 生地黄

【性味归经】性寒，味甘。归心、肝、肾经。

【功效】清热生津，养阴凉血。

【应用】本品苦寒，入营血分，甘寒能清热生津止渴，故可用于温热病热入营血，舌绛烦渴；与止血药同用，可用于治疗斑疹血衄；滋阴降火、养阴生津，可治疗阴虚内热，骨蒸劳热。

【用法用量】水煎服，10～30g。

【注意事项】脾胃虚、食少、腹满便溏者慎用。

【古籍摘要】

①《神农本草经》："味甘，寒。主治折跌，绝筋，伤中，逐血痹，填骨髓，长肌肉。作汤除寒热积聚，除痹。生者尤良。"

②《本草纲目》："诸经血热，滋阴退阳。蜜丸服，治女人发热成劳。蜜煎服治小儿壮热，烦渴昏沉。"

③《本草衍义》："凉血补血，补益肾水真阴不足。此药大寒，宜斟酌用之，多服恐伤人胃气。"

【现代药理】相关研究显示，本品具有拮抗肾上腺皮质萎缩、抗炎、调节免疫等作用。

2. 玄参

【性味归经】性微寒，味甘、苦。归脾、胃、肾经。

【功效】滋阴清热，凉血解毒。

【应用】本品咸寒入血分，故能清热凉血，治疗温病热入营分、身热夜甚、心烦口渴等；清热生津、滋阴润燥，可治疗热病伤阴、津伤便秘、骨蒸劳嗽；清热凉血、泻火解毒，可用于治疗目赤咽痛、瘰疬、疮痈肿毒。

【用法用量】水煎服，10～30g。

【注意事项】脾胃有湿及脾虚便溏者忌服，反藜芦。

【古籍摘要】

①《神农本草经》："味苦，微寒。主治腹中寒热积聚，女子产乳余疾，补肾气，令人目明。"

②《本草纲目》："肾水受伤，真阴失守，孤阳无根，发为火病，法宜壮水以制火，故玄参与地黄同功。其消瘰疬亦是散火，刘守真言结核是火病。"

③《药性论》："能治暴结热，主热风头痛，伤寒劳复，散瘤瘿瘰疬病。"

【现代药理】相关研究显示，本品具有抗炎、镇静、降压、抑菌等作用。

3. 北沙参

【性味归经】性微寒，味甘、苦。归肺、脾经。

【功效】养阴润肺，生津养胃。

【应用】本品甘润而偏于苦寒，可治疗干咳少痰、咯血或咽干等肺阴虚证；益胃生津，可用于口干多饥、大便干结等胃阴虚证。

【用法用量】水煎服，9～30g。

【注意事项】风寒作嗽及肺胃虚寒者忌服。恶防己，反藜芦。

【古籍摘要】

①《神农本草经》："味苦，微寒。主治血积，惊气，除寒热，补中，益肺气。"

②《开宝本草》："味苦，微寒，无毒。疗胃痹心腹痛，结热邪气，头痛，皮间邪热，安五脏，补中。"

③《本草从新》："专补肺阴，清肺火，治久咳肺痿。"

【现代药理】相关研究显示，本品具有降低体温、镇痛、抑制免疫等作用。

4. 南沙参

【性味归经】性微寒，味甘。归肺、胃经。

【功效】养阴益胃，润肺化痰。

【应用】本品甘润而微寒，既能补肺阴、润肺燥，又能养胃阴、生津止渴，可用于阴虚肺燥之干咳、咽干、咯血，胃阴虚有热之口干咽燥、大便干结等症状。

【用法用量】水煎服，9～30g。

【注意事项】反藜芦。

【古籍摘要】

①《本草经百种录》："肺主气，故肺家之药，气胜者为多。但气胜之品必偏于燥，而能滋肺者，又腻滞而不清虚。惟沙参为肺家气分中理血之药，色白体轻，疏通而不燥，润泽而不滞，血阻于肺者，非此不能清也。"

②《药性论》："能去皮肌浮风，疝气下坠，治常欲眠，养肝气，宣五脏风气。"

③《神农本草经》："主血积惊气，除寒热，补中益肺气。"

【现代药理】相关研究显示，本品具有抑制体液免疫、调节免疫平衡等作用。

5. 百合

【性味归经】性微寒，味甘。归心、肺经。

【功效】滋阴润肺，宁心安神。

【应用】本品微寒，既能养肺阴、清肺热，又能宁心安神，可用于治疗干咳、咽干、心悸、失眠之阴虚肺燥，或阴虚内热之证。

【用法用量】水煎服，6～30g。

【注意事项】风寒咳嗽及中寒便溏者忌服。

【古籍摘要】

①《神农本草经》："主邪气腹胀、心痛。利大小便，补中益气。"

②《本草经疏》："百合，主邪气腹胀。所谓邪气者，即邪热也。邪热在腹故腹胀，清其邪热则胀消矣。解利心家之邪热，则心痛自瘥。肾主二便，肾与大肠二经有热邪则不通利，清二经之邪热，则大小便自利。甘能补中，热清则气生，故补中益气。清热利小便，故除浮肿、胪胀。痞满寒

热，通身疼痛，乳难，足阳明热也；喉痹者，手少阳三焦、手少阴心家热也；涕、泪，肺肝热也；清阳明三焦心部之热，则上来诸病自除。"

【现代药理】相关研究显示，本品具有止咳、祛痰、镇静、升高白细胞等作用。

6. 麦冬

【性味归经】性微寒，味甘、微苦。归心、肺、胃经。

【功效】生津润肺，养阴益胃。

【应用】本品味甘柔润，可养阴生津，治疗口干、胃脘疼痛、大便干结之胃阴虚证；滋阴润燥可用于治疗鼻燥咽干、干咳少痰之肺阴虚证；养心阴、清心热，可治疗心悸、失眠健忘等心阴虚内热等症状。

【用法用量】水煎服，10～30g。

【注意事项】脾胃虚寒泄泻、胃有痰饮湿浊及暴感风寒咳嗽者均忌服。

【古籍摘要】

①《神农本草经》："气味甘平，无毒。主心腹结气，伤中伤饱，胃络脉绝，羸瘦短气。久服轻身，不老不饥。"

②《本草分经》："甘、微苦，微寒。润肺清心、泻热生津、化痰止呕、治嗽行水。"

【现代药理】相关研究显示，本品具有降糖、升高白细胞、调节免疫功能等作用。

7. 天冬

【性味归经】性寒，味甘、苦。归肺、肾经。

【功效】生津养阴，润肺滋肾。

【应用】本品可用于治疗肺阴虚证、胃阴虚证，以及气阴两虚、食欲不振、口渴等症状。

【用法用量】水煎服，10～30g。

【注意事项】虚寒泄泻及风寒咳嗽者禁服。

【古籍摘要】

①《本草纲目》："天冬清金降火，益水之上源，故能下通肾气，入滋

补方，合群药用之有效。若脾胃虚寒人，单饵既久，必病肠滑，反成痼疾，此物性寒酸润，能利大肠故也。"

②《本草发挥》："洁古云：保定肺气，治血热侵肺，止喘。气促，加人参、黄芪，用之为主，如神。味苦、甘，性寒，味厚气薄，阴也。苦以泄滞血，甘以助元气，及治血妄行，此天门冬之功也。"

【现代药理】相关研究显示，本品具有镇咳祛痰、抑菌、升高白细胞、增强免疫功能等作用。

8. 石斛

【性味归经】性微寒，味甘。归胃、肾经。

【功效】养阴清热，生津益胃。

【应用】本品可用于烦渴、胃脘疼痛、牙龈肿痛、口舌生疮之胃阴虚证；滋肾阴、降虚火，可用于目暗不明、筋骨痿软及阴虚火旺等症状。

【用法用量】水煎服，10～30g。

【注意事项】本品能敛邪，故温病不宜早用；又能助湿，若湿温热尚未化燥伤津者忌服。

【古籍摘要】

①《本草求真》："石斛，入脾而除虚热，入肾而涩元气。但形瘦无汁，味淡难出，非经久熬，气味莫泄，故止可入平剂以治虚热。补性虽有，亦惟在人谅病轻重施用可耳。"

②《本草通玄》："石斛，甘可悦脾，咸能益肾，故多功于水土二脏。但气性宽缓，无捷奏之功，古人以此代茶，甚清膈上。"

【现代药理】相关研究显示，本品具有一定的镇痛解热、调节免疫等作用。

9. 玉竹

【性味归经】性微寒，味甘。归肺、胃经。

【功效】生津润燥，滋养肺胃。

【应用】本品可用于干咳少痰、口干舌燥、食欲不振之肺阴虚证和胃阴虚证，此外还能养心阴、清心热，治疗心悸、烦热多汗等症。

【用法用量】水煎服，10～20g。

【注意事项】胃有痰湿气滞者忌服。

【古籍摘要】

①《神农本草经》："萎蕤味甘，平。主治中风暴热，不能动摇，跌筋结肉，诸不足。久服去面黑皯，好颜色，润泽。"

②《名医别录》："无毒。主治心腹结气，虚热，湿毒，腰痛，茎中寒，及目痛眦烂泪出。"

③《日华子本草》："除烦闷，止渴，润心肺，补五劳七伤，虚损，腰脚疼痛，天行热狂，服食无忌。"

【现代药理】相关研究显示，本品有促进抗体生成、抑制结核菌生长等作用，另外尚有类肾上腺皮质激素样作用。

10. 黄精

【性味归经】性平，味甘。归脾、肺、肾经。

【功效】养阴润肺，补气健脾。

【应用】本品甘平，能养肺阴、益肺气，治疗干咳少痰、阴虚肺燥、劳嗽久咳、肺肾阴虚等症；补益脾气，治疗脾胃气虚、倦怠乏力、食欲不振等症；补益肾精，治疗腰膝酸软、须发早白等早衰症状。

【用法用量】水煎服，10～30g。

【注意事项】中寒泄泻、痰湿痞满气滞者忌服。

【古籍摘要】

①《本经逢原》："黄精，宽中益气，使五脏调和，肌肉充盛，骨髓坚强，皆是补阴之功。"

②《本草便读》："黄精，为滋腻之品，久服令人不饥，若脾虚有湿者，不宜服之，恐其腻膈也。此药味甘如饴，性平质润，为补养脾阴之正品。"

【现代药理】相关研究显示，本品具有抑菌、提高免疫功能、降血脂等作用。

11. 枸杞子

【性味归经】性平，味甘。归肝、肾经。

【功效】滋养肝肾，养阴明目。

【应用】本品适用于治疗视力减退、头晕目眩、腰膝酸软、遗精、耳聋、须发早白、失眠多梦等肝肾阴虚及早衰证。

【用法用量】水煎服，10～20g。

【注意事项】外感实热、脾虚泄泻者慎服。

【古籍摘要】

①《本草经疏》："枸杞子，润而滋补，兼能退热，而专于补肾、润肺、生津、益气，为肝肾真阴不足、劳乏内热补益之要药。"

②《本草汇言》："俗云枸杞善能治目，非治目也，能壮精益神，神满精足，故治目有效。又言治风，非治风也，能补血生营，血足风灭，故治风有验也。"

【现代药理】相关研究显示，本品具有促进造血功能、保肝、调节免疫功能、抗肿瘤等作用。

12. 旱莲草

【性味归经】性寒，味甘、酸。归肾、肝经。

【功效】滋补肾阴，清热凉血。

【应用】本品可用于腰膝酸软、遗精耳鸣、失眠多梦、须发早白等肝肾阴虚证；清热凉血，可用于治疗阴虚血热之出血证。

【用法用量】水煎服，10～20g。

【注意事项】脾肾虚寒者忌服。

【古籍摘要】

①《唐本草》："主血痢。针灸疮发，洪血不可止者，敷之；汁涂发眉，生速而繁。"

②《本草正义》："鳢肠，入肾补阴而生长毛发，又能入血，为凉血止血之品，又消热病痈肿。但纯阴用事，非阳盛之体，不应多用，脾虚泄泻尤忌。凡劳怯诸症，阴虚火旺者，不可以此等阴药专治其标，须与补中健脾之剂，相辅成功，乃为万全无弊之策。"

【现代药理】相关研究显示，本品具有提高机体非特异性免疫功能、保肝、镇痛等作用。

13. 女贞子

【性味归经】性凉，味甘、苦。归肝、肾经。

【功效】滋补肾阴，养肝明目。

【应用】本品应用于肝肾阴虚所致视物不清、视力减退、腰膝酸软、须发早白、失眠多梦、遗精等症状。

【用法用量】水煎服，10～20g。

【注意事项】脾胃虚寒泄泻及阳虚者忌服。

【古籍摘要】

①《本草经疏》："女贞子，气味俱阴，正入肾除热补精之要品，肾得补，则五脏自安，精神自足，百病去而身肥健矣。其主补中者，以其味甘，甘为主化，故能补中也。"

②《本经逢原》："女贞，性禀纯阴，味偏寒滑，脾胃虚人服之，往往减食作泻。"

【现代药理】相关研究显示，本品具有双向调节免疫功能、升高白细胞、降血脂等作用。

14. 桑椹

【性味归经】性寒，味甘、酸。归肝、肾经。

【功效】滋阴润燥，补益肝肾。

【应用】本品可用于治疗肝肾阴虚之头晕耳鸣、目暗昏花、腰膝酸软、须发早白等症状；生津润燥，可用于治疗津伤口渴、消渴及肠燥便秘等症。

【用法用量】水煎服，10～20g。

【注意事项】脾胃虚寒便溏者禁服。

【古籍摘要】

①《本草纲目》："桑椹，一名文武实。单食，止消渴，利五脏关节，通血气，久服不饥，安魂镇神，令人聪明、变白、不老。多收暴干为末，蜜丸日服（藏器）；捣汁饮，解中酒毒；酿酒服，利水气消肿。"

②《本草经疏》："桑椹，甘寒益血而除热，为凉血补血益阴之药。消

渴由于内热，津液不足，生津故止渴。五脏皆属阴，益阴故利五脏。阴不足则关节之血气不通，血生津满，阴气长盛，则不饥而血气自通矣。热退阴生，则肝心无火，故魂安而神自清宁，神清则聪明内发，阴复则变白不老。"

【现代药理】相关研究显示，本品对细胞免疫、体液免疫有促进作用，另外可预防环磷酰胺所诱发的白细胞减少症。

15. 龟甲

【性味归经】性寒，味甘、咸。归肝、肾、心经。

【功效】滋阴生血，益肾养心。

【应用】本品可用于治疗阴虚阳亢之头晕目眩，亦可治疗骨蒸潮热；益肾养心，可用于治疗阴血不足、心肾失养之失眠、健忘、惊悸等症状。

【用法用量】水煎服，宜先煎，15～30g。

【注意事项】脾胃虚寒者忌服，孕妇慎服。

【古籍摘要】

《神农本草经》："主漏下赤白，破癥瘕痎疟，五痔阴蚀，湿痹，四肢重弱，小儿囟不合。久服轻身不饥。一名神屋。生池泽。"

【现代药理】相关研究显示，本品具有镇静、解热、升高白细胞等作用，另外可使"阴虚证"动物模型生理机能恢复正常。

16. 鳖甲

【性味归经】性微寒，味咸。归肝、肾经。

【功效】滋阴退热，软坚散结。

【应用】本品可用于治疗肝肾阴虚之阴虚阳亢、阴虚风动等症，可退虚热、除骨蒸；软坚散结，可用于治疗肝脾肿大、癥瘕积聚。

【用法用量】水煎服，宜打碎先煎，15～30g。

【注意事项】脾胃阳衰，食减便溏，或孕妇慎服。

【古籍摘要】

①《神农本草经》："主心腹癥瘕，坚积寒热，去痞疾，息肉，阴蚀，痔核，恶肉。"

②《日华子本草》："去血气，破癥结、恶血，堕胎，消疮肿并扑损瘀血，疟疾，肠痈。"

【现代药理】相关研究显示，本品具有增强免疫功能、促进造血功能、提高血红蛋白含量等作用。

17. 知母

【性味归经】性寒，味苦、甘。归肺、胃、肾经。

【功效】滋阴润燥，清热除蒸。

【应用】本品有清热泻火除烦的作用，可用于温热病，邪热亢盛、壮热、烦渴、脉洪大等肺胃实热证；能滋阴降火，用于阴虚火旺，肺肾亏所致的骨蒸潮热、盗汗、心烦等症。

【用法用量】水煎服，10～15g。

【注意事项】脾虚便溏者不宜。

【古籍摘要】

①《神农本草经》："主消渴，热中，除邪气，肢体浮肿，下水，补不足，益气。"

②《药性论》："主治心烦躁闷，骨热劳往来，生产后蓐劳，肾气劳，憎寒虚损，患人虚而口干，加而用之。"

③《日华子本草》："通小肠，消痰止嗽，润心肺，补虚乏，安心止惊悸。"

【现代药理】相关研究显示，本品具有退热、抑菌、抗肿瘤、降糖等作用。

18. 天花粉

【性味归经】性微寒，味甘、苦。归肺、胃经。

【功效】生津止渴，清热消肿。

【应用】本品甘寒，可用于治疗热病烦渴、干咳少痰之肺热燥咳证；生津止渴，可用于治疗内热消渴；解毒消肿，可用于治疗疮疡肿毒。

【用法用量】水煎服，10～30g。

【注意事项】脾胃虚寒大便滑泄者忌服。

【古籍摘要】

①《神农本草经》："主消渴，身热，烦满，大热，补虚安中，续绝伤。"

②《日华子本草》："通小肠，排脓，消肿毒，生肌长肉，消扑损瘀血。治热狂时疾，乳痈，发背，痔瘘疮疖。"

【现代药理】相关研究显示，本品具有双向免疫调节作用，对部分细菌（溶血性链球菌、肺炎球菌）具有抑制作用。

19. 桑叶

【性味归经】性寒，味甘、苦。归肺、肝经。

【功效】疏风清热，润肺明目。

【应用】本品甘寒质轻，可用于治疗风热感染、温病初起；甘寒凉润肺燥，可用于治疗肺热咳嗽、燥热干咳；苦寒入肝，清肝泄热以明目，治疗目赤昏花。

【用法用量】水煎服，10～20g。

【古籍摘要】

①《本草经疏》："桑叶，甘所以益血，寒所以凉血，甘寒相会，故下气而益阴，是以能主阴虚寒热及因内热出汗。其性兼燥，故又能除脚气水肿，利大小肠，除风。经霜则兼清肃，故又能明目而止渴。发者血之余也，益血故又能长发，凉血故又止吐血。合痈口，留穿掌，疗汤火，皆清凉补血之功也。"

②《本草撮要》："桑叶，得麦冬治劳热；得生地、阿胶、石膏、枇杷叶，治肺燥咳血；得黑芝麻炼蜜为丸，除湿祛风明目。以之代茶，取经霜者，常服治盗汗，洗眼去风泪。"

【现代药理】相关研究显示，本品具有抑菌、降糖、降脂等作用。

20. 蜂蜜

【性味归经】性平，味甘。归肺、脾、大肠经。

【功效】养阴润燥，和中解毒。

【应用】本品养阴润燥，可用于治疗肺虚久咳，肺燥咳嗽；还可润肠通便，治疗肠燥便秘；与乌头类药物同用，可降低其毒性。

【用法用量】煎服或冲服，15～60g。

【注意事项】痰湿内蕴、中满痞胀及肠滑泄泻者忌服。

【古籍摘要】

①《神农本草经》："主心腹邪气，诸惊痫痉，安五脏诸不足，益气补中，止痛解毒，和百药。"

②《本草经疏》："石蜜，其气清和，其味纯甘，施之精神气血，虚实寒热，阴阳内外诸病，罔不相宜。"

【现代药理】相关研究显示，本品具有通便、解毒、促进组织愈合、保肝、抗肿瘤、增强免疫功能等作用。

21. 太子参

【性味归经】性平，味甘、微苦。归脾、肺经。

【功效】生津润肺，补气健脾。

【应用】本品可用于脾肺气阴两虚之倦怠自汗、饮食减少、口干少津等症状，亦可用于治疗心气阴两虚所致心悸失眠、虚热多汗。

【用法用量】水煎服，10～30g。

【注意事项】表实邪盛者不宜用。

【古籍摘要】

①《本草再新》："治气虚肺燥，补脾土，消水肿，化痰止渴。"

②《饮片新参》："补脾肺元气，止汗生津，定虚悸。"

【现代药理】相关研究显示，本品对淋巴细胞具有明显的刺激作用。

22. 山药

【性味归经】性平，味甘。归肺、脾、肾经。

【功效】补脾养胃，生津益肺，补肾涩精。

【应用】本品甘平，补脾益气，治疗消瘦乏力、食少便溏等症；生津益肺，可治疗肺虚咳嗽；补肾涩精，可用于治疗腰膝酸软、夜尿频多、遗精、女子带下清稀等症。

【用法用量】水煎服，15～30g。

【注意事项】有实邪者忌服。

【古籍摘要】

①《神农本草经》："主伤中，补虚，除寒热邪气，补中益气力，长肌肉，久服耳目聪明。"

②《药性论》："补五劳七伤，去冷风，止腰痛，镇心神，补心气不足，患人体虚羸，加而用之。"

【现代药理】相关研究显示，本品具有降糖、抗氧化作用；对动物模型有促进细胞免疫及体液免疫作用。

二、理血之药

1. 当归

【性味归经】性温，味甘、辛。归肝、心、脾经。

【功效】补血和血，调经止痛，润肠通便。

【应用】本品可用于补血，治疗血虚诸症；亦可补血活血，治疗血虚血瘀，月经不调，经闭，痛经；补血润肠通便，治疗血虚肠燥便秘。

【用法用量】水煎服，10～30g。

【注意事项】湿盛中满、大便泄泻者忌服。

【古籍摘要】

①《神农本草经》："主咳逆上气，温疟，寒热洗洗在皮肤中，妇人漏下，绝子，诸恶疮疡，金疮。"

②《本草纲目》："治头痛，心腹诸痛，润肠胃、筋骨、皮肤，治痈疽，排脓止痛，和血补血。"

③《医学启源》："当归，气温味甘，能和血补血，尾破血，身和血。"

【现代药理】相关研究显示，本品具有改善心肌供血等作用。动物实验显示本品可促进血红蛋白及红细胞的生成。此外，本品有增强机体免疫、抑制炎症后期肉芽组织增生、抗脂质过氧化、抗肿瘤、抗菌、抗辐射等作用。

2. 熟地黄

【性味归经】性微温，味甘。归肝、肾经。

【功效】补血滋阴，益精填髓。

【应用】本品养血补虚，治疗血虚诸症；益精填髓，可治疗腰膝酸软、须发早白等肝肾阴虚诸症。

【用法用量】水煎服，10～30g。

【注意事项】本品性质黏腻，有碍消化，凡气滞痰多、脘腹胀痛、食少便溏者忌服。重用久服宜与陈皮、砂仁等同用，以免黏腻碍胃。

【古籍摘要】

①《本草纲目》："填骨髓，长肌肉，生精血，补五脏内伤不足，通血脉，利耳目，黑须发，男子五劳七伤，女子伤中胞漏，经候不调，胎产百病。"

②《药品化义》："熟地，借酒蒸熟，味苦化甘，性凉变温，专入肝脏补血。因肝苦急，用甘缓之，兼主温胆，能益心血，更补肾水。凡内伤不足，苦志劳神，忧患伤血，纵欲耗精，调经胎产，皆宜用此。安五脏，和血脉，润肌肤，养心神，宁魂魄，滋补真阴，封填骨髓，为圣药也。"

【现代药理】相关研究显示，本品能促进失血性贫血小鼠红细胞、血红蛋白的恢复，促进肾上腺皮质激素的合成，增强免疫功能，促进血凝，有强心的作用。此外，本品还有防治骨质疏松、调节免疫、抗衰老、抗焦虑、改善学习记忆等作用。

3. 白芍

【性味归经】性微寒，味苦、酸。归肝、脾经。

【功效】养血调经，敛阴止汗，柔肝止痛，平抑肝阳。

【应用】本品养血调经，治疗肝血亏虚、月经不调；柔肝止痛，可用于治疗肝脾不和、胸胁脘腹疼痛、四肢拘挛疼痛；平抑肝阳，可治疗肝阳上亢之头痛眩晕。

【用法用量】水煎服，10～20g。

【注意事项】阳衰虚寒之证不宜用。不宜与藜芦同用。

【古籍摘要】

①《神农本草经》："主邪气腹痛……止痛，利小便，益气。"

②《本草求真》："赤芍与白芍主治略同，但白则有敛阴益营之力，赤则止有散邪行血之意；白则能于土中泻木，赤则能于血中活滞。"

【现代药理】相关研究显示，本品具有抗炎、镇痛、调节免疫、解痉等作用。此外，本品有保肝、增强应激能力、抑菌、抑制胰淀粉酶活性等作用。

4. 阿胶

【性味归经】性平，味甘。归肺、肝、肾经。

【功效】补血滋阴，润肺，止血。

【应用】本品为血肉有情之品，可治疗血虚诸症；本品为止血要药，可以用于出血证；滋阴润肺，可用于治疗肺热阴虚之干咳少痰、咽喉干燥等症。

【用法用量】水煎服，10～20g，烊化兑服。

【注意事项】本品黏腻，有碍消化，故脾胃虚弱者慎用。

【古籍摘要】

①《神农本草经》："主心腹内崩，劳极洒洒如疟状，腰腹痛，四肢酸痛，女子下血，安胎。"

②《名医别录》："主丈夫小腹痛，虚劳羸瘦，阴气不足，脚酸不能久立，养肝气。"

【现代药理】相关动物实验研究显示，本品具有补血、强壮作用。口服阿胶者血钙浓度有轻度增高，但凝血时间没有明显变化。此外，本品还有提高体液免疫功能、抗血栓、抗炎、抗肿瘤、抗休克等作用。

5. 三七

【性味归经】性温，味甘、微苦。归肝、胃经。

【功效】散瘀止血，消肿定痛。

【应用】本品散瘀止血，可用于各种出血证，亦为治疗瘀血诸症之佳品。

【用法用量】水煎服，3～9g；研末吞服，1次1～3g。外用适量。

【注意事项】孕妇慎用。

【古籍摘要】

①《本草求真》："三七，世人仅知功能止血住痛，殊不知痛因血瘀则痛作，血因敷散则血止。三七气味苦温，能于血分化其血瘀。故凡金刃刀箭所伤，及跌扑杖疮血出不止，嚼烂涂之，或为末掺，其血即止。且以吐血、衄血、下血、血痢、崩漏、经水不止、产后恶露不下，俱宜自嚼，或为末，米饮送下即愈。"

②《本草新编》："三七根，止血之神药也，无论上中下之血，凡有外越者，一味独用亦效，加入补血补气药之中则更神。盖止药得补而无沸腾之患，补药得止而有安静之休也。"

【现代药理】相关研究显示，本品具有提高免疫功能、抗炎止痛、缩短出血和凝血时间等作用。

6. 茜草

【性味归经】性寒，苦味。归肝经。

【功效】凉血，祛瘀，止血，通经。

【应用】本品走血分，可治疗血热妄行或血瘀脉络之出血证；化瘀通经，可用于经闭、跌打损伤、风湿痹痛等。

【用法用量】水煎服，10～20g。止血炒炭用，活血通经生用或酒炒用。

【注意事项】孕妇慎用。

【古籍摘要】

①《神农本草经》："主寒湿风痹，黄疸，补中。"

②《本草纲目》："茜根，气温行滞，味酸入肝而咸走血，手足厥阴血分之药也，专于行血活血。俗方用治女子经水不通，以一两煎酒服之，一日即通，甚效。"

【现代药理】相关研究显示，本品有明显的促进血液凝固作用。另外还有抗炎、抗肿瘤等作用。

7. 蒲黄

【性味归经】性平，味甘。归肝、心包经。

【功效】止血，化瘀，通淋。

【应用】本品可用于各种出血证，有止血不留瘀的特点；亦可活血化瘀，治疗各种跌打损伤、痛经等疾病；利尿通淋，可治疗血淋尿血等。

【用法用量】水煎服，10～20g，包煎。外用适量，敷患处。止血多炒炭用，化瘀、利尿多生用。

【注意事项】孕妇慎用。

【古籍摘要】

①《神农本草经》："主心腹膀胱寒热，利小便，止血，消瘀血。久服轻身益气力。"

②《本草汇言》："蒲黄，血分行止之药也，主诸家失血。至于治血之方，血之上者可清，血之下者可利，血之滞者可行，血之行者可止。凡生用则性凉，行血而兼消；炒用则味涩，调血而兼止也。""蒲黄，性凉而利，能洁膀胱之原，清小肠之气，故小便不通，前人所必用也。"

【现代药理】相关研究显示，本品有抗血栓形成、止血、抗心肌缺血、抗脑缺血、调脂等作用。

8. 川芎

【性味归经】性温，味辛。归肝、胆、心包经。

【功效】活血行气，祛风止痛。

【应用】本品既能活血化瘀，又能行气止痛，为"血中之气药"，可用于治疗胸胁、腹部疼痛；亦可活血调经，治疗各种妇科疾病；本品"上行头目"，为治疗头痛之要药，亦能祛风止痛，治疗各种风湿痹痛。

【用法用量】水煎服，10～20g。

【注意事项】本品辛温升散，凡阴虚火旺、舌红口干、多汗、月经过多及出血性疾病，不宜应用。

【古籍摘要】

①《神农本草经》："主中风入脑头痛、寒痹，筋脉缓急，金疮，妇人血闭无子。"

②《本草汇言》："上行头目，下调经水，中开郁结，血中气药……尝为当归所使，非第治血有功，而治气亦神验也……味辛性阳，气善走窜而

无阴凝黏滞之态，虽入血分，又能去一切风，调一切气。"

【现代药理】相关研究显示，本品具有抑制多种杆菌、抗组胺、扩血管等作用。

9.延胡索

【性味归经】性温，味辛、苦。归肝、脾、心经。

【功效】活血，行气，止痛。

【应用】本品辛温通散，为活血行气止痛之良药，无论何种疼痛，均可配伍应用。古书云："行血中之气滞，气中血滞，故能专治一身上下诸痛。"

【用法用量】水煎服，10～30g；研末服，每次1.5～3g。醋制可加强止痛之功。

【古籍摘要】

①《雷公炮炙论》："心痛欲死，速觅延胡。"

②《本草纲目》："延胡索，能行血中气滞，气中血滞，故专治一身上下诸痛，用之中的，妙不可言。盖延胡索活血化气，第一品药也。"

【现代药理】相关研究显示，本品具有镇静、镇痛、抗心律失常、扩张冠脉、降低冠脉阻力、增加冠脉血流量、提高耐缺氧能力等作用。本品可扩张外周血管，降低血压，对脑缺血－再灌注损伤有保护作用。

10.郁金

【性味归经】性寒，味辛、苦。归肝、胆、心、肺经。

【功效】活血止痛，行气解郁，清心凉血，利胆退黄。

【应用】本品活血行气止痛，可用于治疗各种气滞血瘀之痛证，如胸胁刺痛、胸痹心痛、乳房胀痛、痛经等；亦可治疗热病神昏、癫痫痰闭；入肝经血分而凉血降气止血，可治疗各种血证；利胆退黄，可治疗肝胆湿热黄疸、胆石症。

【用法用量】水煎服，10～20g。

【注意事项】不宜与丁香、母丁香同用。

【古籍摘要】

①《本草纲目》："治血气心腹痛，产后败血冲心欲死，失心癫狂。"

②《本草备要》："行气，解郁，泄血，破瘀。凉心热，散肝郁，治妇人经脉逆行。"

【现代药理】相关研究显示，本品具有保肝、抗炎止痛、抑菌等作用。

11. 姜黄

【性味归经】性温，味辛、苦。归肝、脾经。

【功效】破血行气，通络止痛。

【应用】本品辛散温通，既入血分又入气分，故可治疗气滞血瘀痛证；亦可外散风寒湿邪，内行气血，治疗风湿痹痛。

【用法用量】水煎服，3～10g，外用适量。

【注意事项】孕妇慎用。

【古籍摘要】

①《新修本草》："主心腹结积，疰忤，下气，破血，除风热，消痈肿，功力烈于郁金。"

②《本草纲目》："治风痹臂痛。""姜黄、郁金、莸药（莪术）三物，形状功用皆相近。但郁金入心治血，而姜黄兼入脾，兼治气；莸药则入肝，兼治气中之血，为不同耳。"

【现代药理】相关研究显示，本品具有保护胃肠黏膜、保肝、抗炎止痛等作用。

12. 丹参

【性味归经】性微寒，味苦。归心、肝经。

【功效】活血祛瘀，调经止痛，清心除烦，凉血消痈。

【应用】本品活血祛瘀，故可治疗痛经、月经不调、经闭及产后瘀滞腹痛等各种妇科疾病，亦可活血通行血脉，治疗胸痹心痛、癥瘕积聚、跌打损伤等各种瘀血病证；凉血消痈，可治疗各种疮痈肿毒；入心经，可清心除烦，治疗热病烦躁神昏、惊悸失眠等。

【用法用量】水煎服，10～30g。活血化瘀宜酒炙用。

【注意事项】不宜与藜芦同用。

【古籍摘要】

①《日华子本草》："养血定志，通利关节，治冷热劳，骨节烦痛，四

肢不遂；排脓止痛，生肌长肉；破宿血，补新生血；安生胎，落死胎；止血崩带下，调妇人经脉不匀，血郁心烦；恶疮疥癣，瘿赘肿毒，丹毒；头痛、赤眼；热病烦闷。"

②《本草便读》："丹参，功同四物，能祛瘀以生新，善疗风而散结，性平和而走血……味甘苦以调经，不过专通营分。丹参虽有参名，但补血之力不足，活血之力有余，为调理血分之首药。其所以疗风痹去结积者，亦血行风自灭，血行则积自行耳。"

【现代药理】相关研究显示，本品具有抗炎、抗过敏、保护心肌、扩张血管等作用。

13. 红花

【性味归经】性温，味辛。归心、肝经。

【功效】活血通经，散瘀止痛。

【应用】本品辛温通散，为活血祛瘀、通经止痛要药，治疗血滞闭经、痛经、产后瘀滞腹痛、癥瘕积聚、胸痹心痛、胁痛、跌打损伤等各种痛证。

【用法用量】水煎服，10～20g。

【注意事项】孕妇慎用；有出血倾向者不宜多用。

【古籍摘要】

①《新修本草》："治口噤不语，血结，产后诸疾。"

②《本草汇言》："红花，破血、行血、和血、调血之药也。"

【现代药理】相关研究显示，本品具有免疫抑制等作用。

14. 益母草

【性味归经】性微寒，味苦、辛。归肝、心包、膀胱经。

【功效】活血调经，利尿消肿，清热解毒。

【应用】本品入血分，活血调经，治疗血滞经闭、经行不畅、产后恶露不尽、瘀滞腹痛等妇科疾病；本品既能利尿消肿，又能活血化瘀，故可治疗水瘀互阻的水肿，亦可治疗血淋尿血；清热解毒，可治疗各种疮痈肿毒、跌打损伤等。

【用法用量】水煎服，10～30g；鲜品，12～40g。

【注意事项】孕妇慎用。

【古籍摘要】

①《本草正》："益母草，性滑而利，善调女人胎产诸证，故有益母之号。然惟血热血滑及胎产艰涩者宜之。若血气素虚兼寒及滑陷不固者皆非所宜，不得以益母之名，谓夫人所必用也。盖用其滑利之性则可，求其补益之功则未也。"

②《本草纲目》："活血、破血、调经、解毒。治胎漏产难，胎衣不下，血运，血风，血痛，崩中漏下，尿血，泻血，疳痢痔疾，打扑内损瘀血，大便小便不通。"

【现代药理】相关研究显示，本品具有改善肾功能、利尿等作用。

15. 泽兰

【性味归经】性微温，味苦、辛。归肝、脾经。

【功效】活血调经，祛瘀消痈，利水消肿。

【应用】本品辛散苦泄温通，活血调经，常用于治疗经闭、产后瘀滞腹痛等妇科疾病，亦可治疗跌打损伤、疮痈肿毒等疾病；本品既能活血又能利水消肿，可治疗水瘀互阻之水肿、腹水等各种疾病。

【用法用量】水煎服，10～30g。

【注意事项】无瘀滞者慎用。

【古籍摘要】

①《神农本草经》："主乳妇内衄，中风余疾，大腹水肿，身面四肢浮肿，骨节中水，金疮，痈肿疮毒。"

②《本草纲目》："泽兰走血分，故能治水肿，涂痈毒，破瘀血，消癥瘕，而为妇人要药。"

【现代药理】相关研究显示，本品具有抗体外血栓形成、强心等作用。

16. 牛膝

【性味归经】性平，味苦、甘、酸。归肝、肾经。

【功效】逐瘀通经，补肝肾，强筋骨，利尿通淋，引血下行。

【应用】本品活血祛瘀能力较强，可治疗各种妇科疾病、跌打损伤；亦可补肝肾、强筋骨，治疗腰膝酸痛、下肢痿软等病证；本品善下行、利水通淋，可治疗淋证、水肿、小便不利等疾病；本品苦泄通降，引血导热下行，故可治疗头痛、眩晕、口舌生疮及吐血、衄血等。

【用法用量】水煎服，10～20g。

【注意事项】孕妇慎用。

【古籍摘要】

①《神农本草经》："主寒湿痿痹，四肢拘挛，膝痛不可屈伸，逐血气，伤热火烂，堕胎。"

②《本草纲目》："治久疟寒热，五淋尿血，茎中痛，下痢，喉痹，口疮，齿痛，痈肿恶疮，伤折。""牛膝乃足厥阴、少阴之药，大抵得酒则能补肝肾，生用则能去恶血。"

【现代药理】相关研究显示，本品具有抗炎、镇痛、提高免疫功能等作用。

17. 鸡血藤

【性味归经】性温，味苦、甘。归肝、肾经。

【功效】活血补血，调经止痛，舒筋活络。

【应用】本品苦温，性质和缓，又能补血，故可治疗各种妇科血瘀、血虚之病证；亦能活血舒筋活络，用于治疗风湿痹痛、手足麻木、肢体瘫痪、血虚萎黄等证。

【用法用量】水煎服，10～30g。

【古籍摘要】

①《本草纲目拾遗》："其藤最活血，暖腰膝，已风瘫。""壮筋骨，已酸痛，和酒服……治老人气血虚弱，手足麻木，瘫痪等证；男子虚损，不能生育及遗精白浊……妇人经血不调，赤白带下；妇人干血劳及子宫虚冷不受胎。"

②《饮片新参》："去瘀血，生新血，流利经脉。治暑痧，风血痹症。"

【现代药理】相关研究显示，本品具有抗炎、免疫双向调节等作用。

18. 王不留行

【性味归经】性平，味苦。归肝、胃经。

【功效】活血通经，下乳消痈，利尿通淋。

【应用】本品通利血脉，治疗经行不畅、痛经、闭经等妇科疾病；本品归肝胃经，走血分，能行血脉、通乳汁，治疗产后乳汁不下、乳痈肿痛等证；亦能利尿通淋，治疗各种淋证。

【用法用量】水煎服，10～30g。

【注意事项】孕妇慎用。

【古籍摘要】

①《神农本草经》："主金疮，止血逐痛。出刺，除风痹内寒。"

②《本草纲目》："利小便。""王不留行能走血分，乃阳明冲任之药，俗有'穿山甲、王不留，妇人服了乳长流'之语，可见其性行而不住也。"

【现代药理】相关研究显示，本品具有抗肿瘤等作用。

19. 土鳖虫

【性味归经】性寒，味咸；有小毒。归肝经。

【功效】破血逐瘀，续筋接骨。

【应用】本品咸寒，入血分，善走窜，为伤科要药，可治疗跌打损伤、骨折筋伤等病；亦可破血逐瘀、通经止痛，治疗闭经、产后瘀滞腹痛、积聚痞块等病证。

【用法用量】水煎服，10～20g。

【注意事项】孕妇禁用。

【古籍摘要】

①《本草纲目》："行产后血积，折伤瘀血，重舌，木舌，小儿腹痛夜啼。"

②《本草经疏》："治跌打扑损，续筋骨有奇效。乃厥阴经药也。咸能入血，故主心腹血积癥瘕血闭诸证，和血而营已通畅，寒热自除，经脉调匀……又治疟母为必用之药。"

【现代药理】相关研究显示，本品具有抑制血小板聚集等作用。

20. 刘寄奴

【性味归经】性温，味苦。归心、肝、脾经。

【功效】散瘀止痛，疗伤止血，破血通经，消食化积。

【应用】本品温散、活血化瘀、疗伤，可治疗跌打损伤、肿痛出血、瘀血闭经、产后瘀滞腹痛等病证；亦可消食化积，治疗食积腹痛、赤白痢疾等疾病。

【用法用量】水煎服，10～20g。外用适量，研末撒或调敷，亦可鲜品捣烂外敷。

【注意事项】孕妇慎用。

【古籍摘要】

①《新修本草》："破血下胀。多服令人下痢。"

②《日华子本草》："治心腹痛，下气水胀、血气，通妇人癥结，止霍乱水泻。"

【现代药理】相关研究显示，本品具有改善血液循环、缓解平滑肌痉挛等作用。

21. 水蛭

【性味归经】性平，味咸、苦；有小毒。归肝经。

【功效】破血通经，逐瘀消癥。

【应用】本品苦咸，入血分，破血逐瘀力强，可治疗癥瘕积聚、血瘀闭经、跌打损伤、胸痹腹痛等病证。

【用法用量】水煎服，3～10g；研末服，0.3～0.5g。

【注意事项】孕妇及月经过多者禁用。

【古籍摘要】

①《神农本草经》："主逐恶血，瘀血，月闭，破血逐瘀，无子，利水道。"

②《本草衍义》："治折伤。"

【现代药理】相关研究显示，本品具有抗凝、抑制血小板聚集、抑制肿瘤细胞等作用。

22. 仙鹤草

【性味归经】性平，味苦、涩。归心、肝经。

【功效】收敛止血，截疟，止痢，解毒，补虚。

【应用】本品苦涩收敛，既可治疗各种出血病证，又能涩肠止泻止痢，治疗腹泻、痢疾等；本品解毒截疟，可治疗疟疾寒热，亦可补虚强壮，治疗劳力过度所致脱力劳伤、气血亏虚等证。

【用法用量】水煎服，10～30g。外用适量。

【古籍摘要】

①《滇南本草》："调治妇人月经或前或后，红崩白带，面寒背寒，腰痛，发热气胀，赤白痢疾。"

②《本草纲目拾遗》："葛祖方：消宿食，散中满，下气，疗吐血各病，翻胃噎膈，疟疾，喉痹，闪挫，肠风下血，崩痢，食积，黄白疸，疔肿痈疽，肺痈，乳痈，痔肿。"

【现代药理】相关研究显示，本品具有促凝血、抗菌消炎、镇痛、抗肿瘤等作用。

三、通痹之药

1. 独活

【性味归经】性微温，味辛、苦。归肾、膀胱经。

【功效】疏风解表，祛风止痛。

【应用】本品辛温苦燥，擅祛风湿，故治疗风寒湿痹、风寒夹湿表证；入肾经，搜伏风，治疗少阴头痛。

【用法用量】水煎服，10～20g。

【注意事项】阴虚血燥者慎服。

【古籍摘要】

①《本草经疏》："独活，其主风寒所击金疮止痛者，金疮为风寒之所袭击，则血气壅而不行，故其痛愈甚，独活之苦甘辛温，能辟风寒，邪散则肌表安和，气血流通，故其痛自止也。"

②《本草汇言》："独活，善行血分，祛风行湿散寒之药也。凡病风之证，如头项不能俯仰，腰膝不能屈伸，或痹痛难行，麻木不用，皆风与寒之所致，暑与湿之所伤也；必用独活之苦辛而温，活动气血，祛散寒邪。"

【现代药理】相关研究显示，本品具有抗炎、镇痛、镇静、抑制血小板聚集、抗肿瘤等作用。

2. 威灵仙

【性味归经】性温，味辛、咸。归膀胱经。

【功效】祛风除湿，通络止痛，消骨鲠。

【应用】本品辛温通散，通行十二经，为治疗风湿痹痛之要药；亦能软坚而消骨鲠。

【用法用量】水煎服，10～20g。

【注意事项】气虚血弱、无风寒湿邪者忌服。

【古籍摘要】

①《唐本草》："腰、肾、脚膝、积聚、肠内诸冷病，积年不瘥，服之效。"

②《本草正义》："威灵仙，以走窜消克为能事，积湿停痰，血凝气滞，诸实宜之。味有微辛，故亦谓祛风，然惟风寒湿三气之留凝隧络，关节不利诸病，尚为合宜，而性颇锐利，命名之义，可想而知。"

【现代药理】相关研究显示，本品具有镇静、抑菌、降压、降糖、利胆等作用。

3. 乌梢蛇

【性味归经】性平，味甘。归肝经。

【功效】祛风通络，除痛止痉。

【应用】本品性走窜，透关节，通经络，擅长治疗风湿顽痹；亦能入肝祛风以定抽搐，治疗小儿惊风、破伤风等。

【用法用量】水煎服，10～20g；研末服，2～3g。

【注意事项】血虚生风者慎服；忌犯铁器。

【古籍摘要】

①《本草衍义》："有身长一丈余者，蛇类中此蛇入药最多。"

②《本草备要》："功用同白花蛇，而性善无毒。不吃物。眼光至死不枯。以尾细能穿百钱者佳。重七钱至一两者为上，十两至一镒者中，大者力减。去头与皮、骨，酒煮或酥炙用。"

【现代药理】相关研究显示，本品具有抗炎、镇痛、镇静等作用。

4. 木瓜

【性味归经】性温，味酸。归肝、脾经。

【功效】舒筋活络，化湿和胃。

【应用】本品味酸入肝，擅柔肝舒筋活血，治疗风湿痹病，亦可祛湿舒筋，治疗脚气水肿；本品温香入脾，能化湿和胃，治疗吐血转筋、消化不良等。

【用法用量】水煎服，10～20g。

【注意事项】伤食脾胃未虚、积滞多者，不宜用。

【古籍摘要】

①《本草拾遗》："下冷气，强筋骨，消食，止水痢后渴不止，作饮服之。又脚气冲心，取一颗去子，煎服之，嫩者更佳。又止呕逆，心膈痰唾。"

②《日华子本草》："止吐泻奔豚及脚气水肿，冷热痢，心腹痛，疗渴。"

【现代药理】相关研究显示，本品具有保肝、抑菌等作用。

5. 蚕砂

【性味归经】性温，味甘、辛。归肝、脾、胃经。

【功效】祛风通痹，化湿和胃。

【应用】本品辛甘发散，祛风燥湿，治疗风湿痹证；亦能入脾胃，和胃化湿，治疗吐泻转筋。

【用法用量】水煎服，10～15g。

【注意事项】血不养筋、手足不遂者禁服。

【古籍摘要】

①《本草拾遗》："炒黄，袋盛浸酒，去风缓诸节不随，皮肤顽痹，腹

内宿冷，冷血，瘀血，腰脚疼冷；炒令热，袋盛热熨之，主偏风筋骨瘫缓，手足不随，及腰脚软，皮肤顽痹。"

②《本草再新》："治风湿遏伏于脾家，筋骨疼痛，皮肤发肿，腰腿疼痛，血瘀血少，痘科浆靥不起，亦宜用之。"

③《本草求原》："原蚕沙，为风湿之专药，凡风湿瘫缓固宜，即血虚不能养经络者，亦宜加入滋补药中。"

【现代药理】相关研究显示，本品具有抗炎、抑制肿瘤细胞生长等作用。

6. 伸筋草

【性味归经】性温，味微苦、辛。归肝、肾经。

【功效】祛风除湿，舒筋活络。

【应用】本品辛散温通、苦燥祛湿，可治疗风湿痹证、肢体软弱；亦能舒筋活络，治疗跌打损伤等病证。

【用法用量】水煎服，10～30g。

【注意事项】孕妇及出血过多者忌服。

【古籍摘要】

①《本草拾遗》："主人久患风痹，脚膝疼冷，皮肤不仁，气力衰弱。"

②《滇南本草》："其性走而不守，其用沉而不浮，得槟榔良。下气，消胸中痞满横格之气，推胃中隔宿之食，去年久腹中之坚积，消水肿。"

【现代药理】相关研究显示，本品具有镇痛、解热等作用。

7. 青风藤

【性味归经】性平，味苦、辛。归肝、脾经。

【功效】祛风除湿，通经活络。

【应用】本品辛散苦燥，祛风湿通经络，治疗风湿痹证；又能利小便，治疗水肿、脚气。

【用法用量】水煎服，10～20g。

【注意事项】可出现瘙痒、皮疹、头昏头痛、皮肤发红等症状。

【古籍摘要】

①《本草纲目》："风湿流注，历节鹤膝，麻痹瘙痒，损伤疮肿，入酒

药中用。"

②《本草拾遗》："扶芳藤以枫树上者为佳，恐即一物。清风、扶芳，一音之转，土音大率如此。"

【现代药理】相关研究显示，本品具有抗炎、镇痛、镇静、抑制免疫等作用。

8. 昆明山海棠

【性味归经】性温，味苦、辛；有大毒。

【功效】祛风除湿，化瘀通络。

【应用】本品辛温苦燥，通行十二经，可治疗风湿痹证；亦能活血化瘀通络，治疗跌打损伤、骨折肿痛等。

【用法用量】水煎服，10～15g，宜先煎。

【注意事项】孕妇禁服。小儿及育龄期妇女慎服。不宜过量或久服。超量服用，可致中毒。

【古籍摘要】

①《本草纲目》："因其花红，而性热如火。"

②《全国中草药汇编》："祛风除湿，活血散瘀，续筋接骨。主治风湿性关节炎，跌打损伤，半身不遂，腰肌劳损，外用治骨折，外伤出血。"

【现代药理】相关研究显示，本品具有抗炎、免疫调节、抗癌等作用。

9. 秦艽

【性味归经】性平，味苦、辛。归胃、肝、胆经。

【功效】祛风通络，清湿热，退虚热。

【应用】本品辛散苦泄，润而不燥，为风药之润剂，擅治风湿痹证、中风半身不遂、口眼㖞斜等；亦能退虚热，除骨蒸，清利肝胆湿热而退黄。

【用法用量】水煎服，10～20g。

【注意事项】久痛虚羸、溲多、便滑者忌服。

【古籍摘要】

①《神农本草经》："主寒热邪气，寒湿风痹，肢节痛，下水，利小便。"

②《本草经疏》："秦艽，苦能泄，辛能散，微温能通利，故主寒热邪

气，寒湿风痹，肢节痛，下水，利小便。"

【现代药理】相关研究显示，本品具有镇静、镇痛、解热、抗炎等作用。

10. 防己

【性味归经】性寒，味苦、辛。归膀胱、肺经。

【功效】祛风止痛，利水消肿。

【应用】本品辛散苦泄，既能祛风湿又能清热，治疗风湿痹证；苦寒降利，利水消肿，治疗水肿、小便不利、脚气肿痛等证。

【用法用量】水煎服，10～20g。

【注意事项】阴虚而无湿热者慎服。

【古籍摘要】

①《神农本草经》："主风寒温疟，热气诸痫。除邪，利大小便。"

②《本草再新》："利湿，除风，解火，破血。治膀胱水肿，健脾胃，化痰。"

【现代药理】相关研究显示，本品具有免疫抑制、利尿、抗炎、镇痛等作用。

11. 桑枝

【性味归经】性平，味苦。归肝经。

【功效】祛风除湿，通利关节。

【应用】本品性平，祛风湿，通利四肢关节，治疗风湿痹证。

【用法用量】水煎服，10～30g。

【古籍摘要】

①《本草图经》："疗遍体风痒干燥，脚气风气，四肢拘挛。"

②《本草撮要》："桑枝，功专去风湿拘挛，得桂枝治肩臂痹痛；得槐枝、柳枝、桃枝洗遍身痒。"

【现代药理】相关研究显示，本品具有抗炎、增强免疫等作用。

12. 豨莶草

【性味归经】性寒，味苦、辛。归肝、肾经。

【功效】祛风解毒，通利关节。

【应用】本品辛散苦燥，祛风除湿，通经络，治疗风湿痹证、中风半身不遂等证；本品生用苦寒，能清热解毒，治疗风疹、疮痈肿毒等。

【用法用量】水煎服，10～20g。

【注意事项】无风湿者慎服；生用或大剂量应用，易致呕吐。

【古籍摘要】

①《本草纲目》："治肝肾风气，四肢麻痹，骨痛膝弱，风湿诸疮。"

②《药笼小品》"治缠绵风气，四肢麻痹，长于理风湿，未免燥血。"

【现代药理】相关研究显示，本品具有镇痛、抑制免疫、抑菌等作用。

13. 海桐皮

【性味归经】性平，味苦、辛。归肝、肾经。

【功效】祛风止痛，通经活络。

【应用】本品辛散苦燥，祛风湿通经络，尤擅治疗下肢关节痹痛。

【用法用量】水煎服，10～20g。

【注意事项】血虚者不宜服。

【古籍摘要】

①《本草求真》："海桐皮，能入肝经血分，祛风除湿，及行经络，以达病所。用者须审病自外至则可。若风自内成，未可妄用，须随症酌治可耳。"

②《日华子本草》："治血脉麻痹疼痛，及煎洗目赤。"

【现代药理】相关研究显示，本品具有抗炎、镇痛、镇静等作用。

14. 络石藤

【性味归经】性微寒，味苦。归心、肝、肾经。

【功效】祛风通络，凉血消肿。

【应用】本品苦燥，祛风湿，尤宜治疗风湿热痹；本品苦寒，能清热凉血消肿，治疗喉痹、疮痈肿毒、跌打损伤等。

【用法用量】水煎服，10～20g。

【注意事项】畏寒易泄者勿服。恶铁落，畏菖蒲、贝母。

【古籍摘要】

①《神农本草经》："主风热死肌痈伤，口干舌焦，痈肿不消，喉舌肿，水浆不下。"

②《本草纲目》："络石，气味平和，其功主筋骨关节风热痈肿，变白耐老，即医家鲜知用者，岂以其近贱而忽之耶。服之当浸酒耳。"

③《本草拾遗》："煮汁服之，主一切风。"

【现代药理】相关研究显示，本品具有抗痛风、抑菌等作用。

15. 雷公藤

【性味归经】性寒，味苦、辛；有大毒。归心、肝经。

【功效】祛风除湿，活血通络。

【应用】本品祛风湿、活血通络，为治疗风湿顽痹要药；本品苦能燥湿，亦可治疗麻风、湿疹、疥疮等证。

【用法用量】水煎服，10～30g，文火煎1～2小时。

【注意事项】本品有大毒，内服宜慎。凡疮痒出血者慎用；内脏有器质性病变及白细胞减少者慎服；孕妇忌用。

【古籍摘要】

《湖南药物志》："杀虫，消炎，解毒。"

【现代药理】相关研究显示，本品具有抗炎、调节免疫、抗肿瘤、生殖抑制等作用。

16. 老鹳草

【性味归经】性平，味苦、辛。归肝、肾、脾经。

【功效】祛风除湿，通经活络。

【应用】本品辛散苦燥，祛风湿、通经络，治疗风湿痹证、泄泻、痢疾等证。

【用法】水煎服，10～30g。

【古籍摘要】

①《滇南本草》："祛诸风皮肤发痒。治筋骨疼痛，痰火痿软，手足筋挛，麻木，利小便，泻膀胱积热，攻散诸疮肿毒，退痨热发烧，治风火虫

牙，痘疹疥癞等症。"

②《本草纲目拾遗》："去风，疏经活血，健筋骨，通络脉。治损伤，痹症，麻木，皮风，浸酒常饮。"

【现代药理】相关研究显示，本品具有抗炎、抑制免疫、镇痛等作用。

17. 穿山龙

【性味归经】性平，味苦。归肝、肺经。

【功效】祛风除湿，活血通络。

【应用】本品祛风湿、活血通络，治疗风湿痹证、腰腿疼痛、肢体麻木等病。

【用法用量】水煎服，10～20g。

【注意事项】粉碎加工后，注意防护，以免发生过敏反应。

【古籍摘要】

《陕西中草药》："治咳嗽，风湿性关节炎，大骨节病关节痛，消化不良，疟疾，跌打损伤，痈肿恶疮。"

【现代药理】相关研究显示，本品具有平喘祛痰、抑制免疫等作用。

18. 丝瓜络

【性味归经】性平，味甘。归肺、胃、肝经。

【功效】祛风通络，活血止痛。

【应用】本品祛风除湿，擅配伍使用，治疗风湿痹痛、筋脉拘挛、肢体麻木等证；入肝经，擅活血通络，治疗气滞血瘀之胸胁胀痛；亦可通乳络，治疗乳汁不通、乳痈。

【用法用量】水煎服，10～30g。

【古籍摘要】

①《本草纲目》："能通人脉络脏腑，而去风解毒，消肿化痰，祛痛杀虫，治诸血病。"

②《本草便读》："丝瓜络，入经络，解邪热。热除则风去，络中津液不致结合而为痰，变成肿毒诸症，故云解毒耳。"

【现代药理】相关研究显示，本品具有镇痛、镇静、抗炎等作用。

19. 石楠叶

【性味归经】性平，味苦、辛。归肝、肾经。

【功效】祛风通络，补益肾气。

【应用】本品祛风湿，通经络，补肾气，治疗风湿日久肾虚腰酸脚软等证，亦可治疗头风头痛、风疹等病。

【用法用量】水煎服，10～20g。

【注意事项】阴虚火旺者忌服。

【古籍摘要】

①《神农本草经》："主养肾气，内伤阴衰，利筋骨皮毛。"

②《药性论》："主除热，能添肾气，治软脚烦闷疼，杀虫，能逐诸风。"

【现代药理】相关研究显示，本品具有镇痛、抗炎、抗癌、抑菌等作用。

20. 鹿衔草

【性味归经】性温，味苦、甘。归肝、肾经。

【功效】祛风除湿，强壮筋骨。

【应用】本品苦燥祛湿，入肝肾强筋骨，治疗风湿痹证日久，腰膝无力者。

【用法用量】水煎服，10～30g。

【古籍摘要】

《滇南本草》："治筋骨疼痛、痰火之症，煎点水酒服。"

【现代药理】相关研究显示，本品具有抗炎、抑菌、增强免疫等作用。

21. 千年健

【性味归经】性温，味苦、辛。归肝、肾经。

【功效】祛风除湿，强壮筋骨。

【用法用量】水煎服，10～20g。

【应用】本品辛散苦燥，祛风湿强筋骨，治疗风寒湿痹、腰膝冷痛等病。

【注意事项】阴虚内热者忌用。

【古籍摘要】

①《本草正义》："千年健，今恒用之于宣通经络，祛风逐痹，颇有应验。盖气味皆厚，亦辛温走窜之作用也。"

②《本草纲目拾遗》："壮筋骨，浸酒；止胃痛，酒磨服。"

③《本草再新》："治痈痿疮疽，杀虫败毒，消肿排脓。"

【现代药理】相关研究显示，本品具有抗炎、镇痛、抗组胺等作用。

四、清热之药

1. 青蒿

【性味归经】性寒，味苦、辛。归肝、胆经。

【功效】清虚热，除骨蒸，解暑热，截疟。

【应用】本品辛香透散、苦寒清热，擅清透阴分之热，治疗温病后期、余热未清或热病后期低热不退等证；凉血除蒸，可治疗阴虚发热、劳热骨蒸；本品苦寒芳香，擅解暑、截疟，治疗暑热外感、疟疾寒热等。

【用法用量】水煎服，10～30g，入汤剂宜后下。

【注意事项】本品苦寒，脾胃虚弱、肠滑泄泻者忌用。

【古籍摘要】

①《本草纲目》："治疟疾寒热。"

②《本草新编》："退暑热。"

【现代药理】相关研究显示，本品具有免疫调节、解热、镇痛、抗肿瘤等作用。

2. 白薇

【性味归经】性寒，味苦、咸。归胃、肝、肾经。

【功效】清热凉血，利尿通淋，解毒疗疮。

【应用】本品苦寒，入血分，擅清热凉血、利尿通淋，治疗阴虚发热、产后虚热、热淋、血淋等证；本品苦寒而咸，有清热解毒疗疮功效，治疗疮痈肿毒、毒蛇咬伤、咽喉肿痛等病证。

【用法用量】水煎服，10～20g。外用适量。

【注意事项】本品苦寒，脾胃虚弱、食少便溏者不宜服用。

【古籍摘要】

①《本草纲目》："风温灼热多眠，及热淋、遗尿、金疮出血。"。

②《本草正义》："凡苦寒之药多偏于燥，惟白薇则虽亦属寒而不伤阴液精血，故其主治各病，多属血分之热邪，而不及湿热诸证……凡阴虚有热者，自汗盗汗者，久疟伤津者，病后阴液未复而余热未清者，皆为必不可少之药，而妇女血热，又为恒用之品矣。"

【现代药理】相关研究显示，本品具有解热、利尿等作用。

3. 地骨皮

【性味归经】性寒，味甘。归肺、肝、肾经。

【功效】凉血除蒸，清肺降火。

【应用】本品甘寒清润，清泻肺火，入血分，治疗阴虚发热、骨蒸盗汗、肺热咳嗽、血热出血等证。

【用法用量】水煎服，10～20g。

【注意事项】本品性寒，外感风寒发热或脾胃便溏者不宜用。

【古籍摘要】

①《珍珠囊》："解骨蒸肌热，消渴，风湿痹，坚筋骨，凉血。"

②《汤液本草》："泻肾火，降肺中伏火，去胞中火，退热，补正气。"

【现代药理】相关研究显示，本品具有镇痛、解热、免疫调节等作用。

4. 银柴胡

【性味归经】性微寒，味甘。归肝、胃经。

【功效】清虚热，除疳热。

【应用】本品甘寒益阴，清虚热、除疳热，治疗阴虚发热、疳积发热等证。

【用法用量】水煎服，10～15g。

【注意事项】外感风寒、血虚无热者不宜使用。

125

【古籍摘要】

①《本草从新》："治虚劳肌热，骨蒸劳热，热从髓出，小儿五疳羸热。"

②《本草正义》："退热而不苦泄，理阴而不升腾，固虚热之良药。"

【现代药理】相关研究显示，本品具有解热、抗动脉粥样硬化等作用。

5.牡丹皮

【性味归经】性微寒，味苦、辛。归心、肝、肾经。

【功效】清热凉血，活血化瘀。

【应用】本品苦寒，入心肝血分，能清热凉血、活血化瘀，治疗温毒发斑、血热吐衄、阴虚发热、骨蒸无汗、血滞闭经、痛经、跌打损伤等病证。

【用法用量】水煎服，10～20g。清热凉血宜生用，活血化瘀宜酒炙用。

【注意事项】血虚有寒、月经过多者不宜使用。孕妇慎用。

【古籍摘要】

①《神农本草经》："主寒热，中风瘈疭、痉、惊痫邪气，除坚癥瘀血留舍肠胃，安脏，疗痈疮。"

②《珍珠囊》："治肠胃积血、衄血、吐血、无汗骨蒸。"

【现代药理】相关研究显示，本品具有抗炎、镇静、解热、镇痛等作用。

6.赤芍

【性味归经】性微寒，味苦。归肝经。

【功效】清热凉血，散瘀止痛。

【应用】本品苦寒，入肝经血分，擅清肝凉血、活血化瘀止痛，治疗温毒发斑、血热吐衄、目赤肿痛、疮痈肿毒、肝郁胁痛、癥瘕积聚、跌打损伤等病证。

【用法用量】水煎服，10～30g。

【注意事项】血寒经闭不宜用。不宜与藜芦同用。

【古籍摘要】

①《神农本草经》："主邪气腹痛，除血痹，破坚积，寒热疝瘕，止痛，

利小便。"

②《本草求真》："赤芍与白芍主治略同，但白则有敛阴益营之力，赤则止有散邪行血之意；白则能于土中泻木，赤则能于血中活滞。故凡腹痛坚积，血瘕疝痹，经闭目赤，因于积热而成者，用此则能凉血逐瘀，与白芍主补无泻，大相远耳。"

【现代药理】相关研究显示，本品具有抑制血小板聚集、解痉、镇静、抗炎止痛等作用。

7. 白花蛇舌草

【性味归经】性寒，味微苦、甘。归胃、大肠、小肠经。

【功效】清热解毒，利湿通淋。

【应用】本品苦寒，清热解毒力强，亦可利尿通淋，治疗疮痈肿毒、咽喉肿痛、毒蛇咬伤及热淋等证。

【用法用量】水煎服，15～60g。外用适量。

【注意事项】阴疽及脾胃虚寒者忌用。

【古籍摘要】

《广西中药志》："治小儿疳积，毒蛇咬伤，癌肿。外治白泡疮，蛇癫疮。"

【现代药理】相关研究显示，本品具有镇痛、镇静、抗炎、抗癌等作用。

8. 重楼

【性味归经】性微寒，味苦；有小毒。归肝经。

【功效】清热解毒，消肿止痛，凉肝定惊。

【应用】本品苦寒，入肝经血分，可治疗疮痈肿毒、咽喉肿痛、毒蛇咬伤、惊风抽搐、跌打损伤等证。

【用法用量】水煎服，10～20g。外用适量，研末调敷。

【用法用量】体虚者、无实火热毒者、孕妇及患阴证疮疡者均不宜服用。

【古籍摘要】

①《神农本草经》："主惊痫，摇头弄舌，热气在腹中，癫疾，痈疮，

阴蚀，下三虫，去蛇毒。"

②《本草汇言》："蚤休，凉血去风，解痈毒之药也。但气味苦寒，虽为凉血，不过为痈疽疮疡血热致疾者宜用，中病即止。又不可多服久服。"

【现代药理】相关研究显示，本品具有抗肿瘤、抑菌、镇静、镇痛等作用。

9. 金银花

【性味归经】性寒，味甘。归肺、心、胃经。

【功效】清热解毒，疏散风热。

【应用】本品甘寒，清热解毒，芳香疏散，清肺热，治疗痈肿疔疮、热毒血痢、外感风热等病证。

【用法用量】水煎服，10～30g。疏散风热、清泄里热以生品为佳；炒炭宜用于热毒血痢；露剂多用于暑热烦渴。

【注意事项】脾胃虚寒及气虚疮疡脓清者忌用。

【古籍摘要】

①《本草纲目》："一切风湿气，及诸肿毒、痈疽疥癣、杨梅诸恶疮。散热解毒。"

②《本草拾遗》："主热毒、血痢、水痢，浓煎服之。"

【现代药理】相关研究显示，本品具有抗菌、抗炎、解热等作用。

10. 黄芩

【性味归经】性寒，味苦。归肺、胆、脾、大肠、小肠经。

【功效】清热燥湿，泻火解毒，止血，安胎。

【应用】本品苦寒，清热燥湿凉血，入肺经，擅清肺热、上焦实热，治疗湿温、暑湿、湿热痞满、黄疸泻痢、肺热咳嗽、血热吐衄、疮痈肿毒等病证；本品亦可清热安胎，治疗血热胎动不安。

【用法用量】水煎服，10～30g。清热泻火、解毒宜生用；安胎多炒用；清上焦热酒炙用；止血宜炒炭用。

【注意事项】本品苦寒伤胃，脾胃虚寒者不宜使用。

【古籍摘要】

①《神农本草经》："主诸热黄疸，肠澼泄痢，逐水，下血闭，恶疮疽蚀火疡。"

②《本草正》："枯者清上焦之火，消痰利气，定喘咳，止失血，退往来寒热，风热湿热，头痛，解瘟疫，清咽，疗肺痿、乳痈发背，尤祛肌表之热，故治斑疹、鼠瘘、疮疡、赤眼；实者凉下焦之热，能除赤痢，热蓄膀胱，五淋涩痛，大肠闭结，便血，漏血。"

【现代药理】相关研究显示，本品具有抑菌、抗肿瘤、解热、镇静等作用。

11. 连翘

【性味归经】性微寒，味苦。归肺、心、小肠经。

【功效】清热解毒，消肿散结，疏散风热。

【应用】本品苦寒，入心经，清心火，解毒，散上焦风热，治疗疮痈肿毒、瘰疬痰核、风热外感、温病初起等；亦能清心利尿，治疗热淋涩痛。

【用法用量】水煎服，10～20g。连翘有青翘、老翘及连翘心之分。青翘清热解毒之力较强；老翘长于透热达表，疏散风热；连翘心长于清心泻火，常用治邪入心包，高热烦躁，神昏谵语。

【注意事项】脾胃虚寒及气虚脓清者不宜用。

【古籍摘要】

①《神农本草经》："主寒热，鼠瘘、瘰疬、痈肿、恶疮、瘿瘤、结热、蛊毒。"

②《珍珠囊》："连翘之用有三：泻心经客热，一也；去上焦诸热，二也；为疮家圣药，三也。"

【现代药理】相关研究显示，本品具有抗菌、抗炎、解热、抗肝损伤等作用。

12. 浙贝母

【性味归经】性寒，味苦。归肺、心经。

【功效】清热化痰止咳，解毒散结消痈。

【应用】本品苦泄，清热解毒、化痰散结消痈，治疗风热痰热咳嗽、瘰疬、瘿瘤、疮痈肿毒、肺痈等病证。

【用法用量】水煎服，10～15g。

【注意事项】不宜与川乌、草乌、附子同用。

【古籍摘要】

①《本草正》："大治肺痈、肺痿、咳喘、吐血、衄血，最降痰气，善开郁结，止疼痛，消胀满，清肝火，明耳目，除时气烦热，黄疸，淋闭，便血，溺血；解热毒，杀诸虫及疗喉痹，瘰疬，乳痈发背，一切痈疡肿毒……较之川贝母，清降之功，不啻数倍。"

②《本经逢原》："同青黛治人面恶疮，同连翘治项上结核。皆取其开郁散结，化痰解毒之功也。"

【现代药理】相关研究显示，本品具有扩张支气管平滑肌、镇咳、镇静、镇痛等作用。

13. 瓜蒌

【性味归经】性寒，味甘、微苦。归肺、胃、大肠经。

【功效】清热涤痰，宽胸散结，润肠通便。

【应用】本品甘寒，清肺热润燥化痰，利气开郁导痰下行，治疗痰热咳嗽、胸痹、结胸等；亦能清热散结消肿、润肠通便，治疗肺痈、肠痈、乳痈、肠燥便秘等病证。

【用法用量】水煎服，10～20g。

【注意事项】不宜与川乌、草乌、附子同用。

【古籍摘要】

①《本草纲目》："润肺燥，降火，治咳嗽，涤痰结，利咽喉，止消渴，利大肠，消痈肿疮毒。"

②《本草述》："栝楼实，阴厚而脂润，故于热燥之痰为对待的剂。若用之于寒痰、湿痰、气虚所结之痰，饮食积聚之痰，皆无益而有害者也。"

【现代药理】相关研究显示，本品具有祛痰、降血脂、抑菌等作用。

第二节 常用方剂

一、益肾养肝之剂

1. 六味地黄丸（《小儿药证直诀》）

【组成】熟地黄 20g，山茱萸 10g，山药 10g，牡丹皮 10g，茯苓 10g，泽泻 10g。

【服法】上为末，炼蜜为丸，如梧桐子大。空心温水化下三丸。

【功效】滋阴补肾。

【应用】本方用于肾阴亏损，头晕耳鸣，腰膝酸软，骨蒸潮热，盗汗遗精等。六味地黄丸中六药补泻相因，补力平和，适用于干燥综合征肾虚不著而兼有内热之证。虚火盛者，可加知母、黄柏以滋阴降火，是为知柏地黄丸；眼睛干涩、视物模糊者，可加枸杞、菊花以养肝明目，为杞菊地黄丸；虚热咳嗽者，可加麦冬、五味子，是为麦味地黄丸。

【方解】熟地黄滋阴补肾为君。山茱萸滋补肝肾，山药补肝脾肾之阴，为臣。此三药是谓三补。泽泻利肾浊，茯苓健脾渗湿，牡丹皮清虚热、伏相火，三药相配为佐药。六味相配，三补三泻，以泻助补，共奏滋补肝肾之功。

【名家论述】张秉成："此方大补肝脾肾三脏，真阴不足，精血亏损等证。古人用补，必兼泻邪，邪去则补乃得力。故以熟地黄之大补肾脏之精血为君；必以泽泻分导肾与膀胱之邪浊为佐；山萸之补肝固精，即以牡丹皮能清泄厥阴、少阳血分相火者继之；山药养脾阴，茯苓渗脾湿，相和相济，不燥不寒，乃王道之方也。"（《成方便读》）。

【现代研究】

①对心血管系统的作用：六味地黄丸能明显缩小缺血再灌注大鼠心肌的梗死区，增加灌流区，能一定程度地阻止或延缓心肌坏死，保护缺血肾组织的 SOD 活性。本方还能够显著对抗 Langendorff 灌流大鼠心脏低灌 –

再灌注诱发的心律失常，明显抑制肥厚心脏遭受低灌 - 再灌注损伤引起的组织内 SOD 进一步降低及 MDA 含量进一步升高。经十二指肠给予六味地黄煎剂对麻醉大鼠有明显的降压作用，但对心率和心电均无明显影响。

②降血脂、保肝、降血糖作用：六味地黄煎剂对高脂饲料组大鼠有良好的脂质调节作用，能明显降低高脂饲料组大鼠肝中脂肪含量。本方能明显降低四氯化碳中毒以及强的松龙诱发和硫代乙酰胺诱导的小鼠 SGPT 活性的升高，明显促进四氯化碳中毒小鼠对磺溴酞钠（BSP）的排泄，提示其有助于恢复和改善肝脏的正常解毒排泄功能。本方还能增加小鼠肝糖原的含量，明显降低实验性高血糖小鼠的血糖水平，在大鼠口服糖负荷试验中对糖耐量有明显的改善作用。

③抗肿瘤及免疫作用：六味地黄汤可使接受化学致癌物质诱瘤的动物脾脏淋巴小结生发中心增生活跃，促进骨髓干细胞和淋巴组织增生，增强荷瘤动物机体的单核吞噬系统的吞噬功能；对于丝裂霉素的致癌作用具有增强作用，可显著延长肿瘤小鼠的生存期；可降低正常的和化学诱变的动物骨髓多染胞微核出现率，对于突变和癌变具有一定的防护作用。本方还可提高小鼠腹腔巨噬细胞的吞噬功能，吞噬率及吞噬指数均显著高于对照组，对体液免疫亦显示增强作用。本方可显著提高老年小鼠的细胞免疫功能，抑制小鼠水浸应激与异丙肾上腺素所致的腹腔巨噬细胞活性自由基产生亢进作用。

④对耳、骨、齿的影响：六味地黄丸能明显减轻硫酸庆大霉素的耳毒性，本方加鸡血藤、生甘草的水煎浓缩液，能部分减轻庆大霉素对豚鼠内耳听觉和前庭的毒性作用。此外，六味地黄汤对肾阴虚模型动物的牙周组织具有保护作用，可修复牙周组织的损害。

2. 左归丸（《景岳全书》）

【组成】熟地黄 20g，枸杞 10g，山茱萸 10g，山药 10g，鹿角胶 10g，龟板胶 10g，牛膝 10g，菟丝子 10g。

【服法】先将熟地黄蒸烂，杵膏，炼蜜为丸，如梧桐子大，空心温水化下 9g（现代用法：亦可水煎服，150mL，2 次 / 日）。

【功效】滋阴补肾。

【应用】本方可用于干燥综合征而见真阴不足之证者，如骨痿（骨质疏松）、自汗盗汗、腰膝酸软、失眠健忘等。

【方解】熟地黄大补肾阴为君药；山茱萸、枸杞益肾养肝，山药补脾益阴，龟板胶、鹿角胶以两血肉有情之品，补益阴阳，均为臣药；菟丝子、牛膝补肾壮骨荣筋，共为佐药。诸药共奏滋阴补肾之功。本方取六味地黄丸三补药，而去其三泻之药，纯补而无泻，阳中求阴，药力较峻。

【名家论述】

①徐镛："左归宗钱仲阳六味丸，减去牡丹皮者，以牡丹皮过于动汗，阴虚必多自汗、盗汗也；减去茯苓、泽泻者，意在峻补，不宜于淡渗也。方用熟地之补肾为君，山药之补脾、山茱之补肝为臣；配以枸杞补精，川膝补血，菟丝补肾中之气，鹿胶、龟胶补督任之元。虽曰左归，其实三阴并补，水火交济之方也。"（《医学举要》）

②顾松园："此方壮水之主，以培左肾之元阴。凡精气大损，年力俱衰，真阴内乏，不能滋溉荣卫，渐至衰羸，即从纯补犹嫌不足，若加苓、泽渗利，未免减去补力，奏功为难，故群队补阴药中，更加龟、鹿二胶，取其为血气之属，补之效捷耳。景岳云：余及中年，方悟补阴之理，因推广其义而制左归丸、饮，但用六味之义，而不用六味之方，活人应手之效，不能尽述。凡五液皆主肾，故凡属阴分之药，亦无不皆能走肾，有谓必须引导者，皆属不明耳。"（《顾松园医镜》）

【现代研究】左归丸能够显著提高体外培养的小鼠早期胚胎各期（2 细胞期至囊胚）发育率，提示本方可通过促进输卵管上皮分泌而有利于胚卵发育，为肾与生殖生长发育的关系提供了依据。另有研究表明，新生期大鼠给予左旋谷氨酸单钠（MSG）损害下丘脑弓状核（ARC），成年后大鼠除表现生长发育迟缓、体重减轻外，还可见到下丘脑单胺类递质中多巴胺、去甲肾上腺素等含量显著降低，胸腺体积缩小、重量减轻，脾脏淋巴细胞对 Con-A 诱导的增殖反应减弱，下丘脑室旁核促肾上腺皮质激素释放激素（CRH）阳性细胞及垂体前叶促肾上腺皮质激素（ACTH）分泌细胞数量明显增多，肾上腺束状带紊乱不齐细胞数量增多，血窦扩张充血明显，血浆皮质酮及血浆 ACTH 和下丘脑 CRH 等浓度增高等，左归丸能明显改善 MSG 大鼠的上述异常指标，减轻下丘脑－垂体肾上腺（HPA）轴的功能亢进状态。上述研究表明，补阴方左归丸能够有效地参与 MSG 大鼠 HPA 轴的调节，提示 HPA 轴功能亢进伴细胞免疫功能低下、中枢单胺类递质的代谢异常等病理生理过程可能属肾阴虚证范畴。

3. 一贯煎（《续名医类案》）

【组成】生地黄 20g，枸杞子 10g，北沙参 20g，麦冬 20g，当归 10g，川楝子 10g。

【服法】水煎服，150mL，2 次/日。

【功效】滋阴疏肝。

【应用】本方对干燥综合征伴有胁痛、吞酸吐苦等肝气犯胃证候者，可酌情使用。

【方解】生地黄滋阴补血为君药；当归、枸杞滋补肝肾之阴，北沙参、麦冬养肺胃之阴，四者共为臣药；川楝子疏肝泻热为佐药；甘草调和诸药为使。诸药合用，疏肝气，养阴液。

【名家论述】张山雷："胁肋胀痛，脘腹撑撑，多是肝气不疏，刚木恣肆为病。治标之法，每用香燥破气，轻病得之，往往有效。然燥必伤阴，液愈虚而气愈滞，势必渐发渐剧，而香药、气药不足恃矣。若脉虚舌燥，津液已伤者，则行气之药，尤为鸩毒。柳州此方，虽是从固本丸、集灵膏二方脱化而来，独加一味川楝，以调肝气之横逆，顺其条达之性，是为涵养肝阴第一良药。凡血液不充，络脉窒滞，肝胆不驯，而变生诸病者，皆可用之，苟无停痰积饮，此方最有奇功……口苦而燥，是上焦之郁火，故以川楝泄火。楝本苦燥，而入于大剂养阴队中，反为润燥之用，非神而明之，何能辨此？方下舌无津液四字，最宜注意，如其舌若浊垢，即非所宜。"（《中风斠诠》）

【现代研究】一贯煎及其加味（一贯煎加黄芪、延胡索、青皮等）对四氯化碳引起的小鼠肝损伤有明显保护作用，能使 SGPT 降低，肝组织病理损害过程减轻。口服一贯煎能防止幽门结扎大鼠胃溃疡的发生，大鼠灌服一贯煎对胃酸分泌无明显抑制和中和作用，也不能降低胃蛋白酶的活性，推测其抗溃疡病的机制可能与增强功能因子（胃黏膜抵抗力）有关。一贯煎水煎剂还具有显著的抗疲劳、抗缺氧、抗炎、增强巨噬细胞吞噬功能、镇静和镇痛等作用，并能拮抗乙酰胆碱所致的离体家兔肠管痉挛。

4. 大补阴丸（《丹溪心法》）

【组成】熟地黄 30g，龟板 30g，黄柏 15g，知母 15g。

【服法】上药研为细末。猪脊髓适量，蒸熟，捣如泥状，炼蜜，混合拌匀和药粉为丸。水煎服，150mL，2 次 / 日。

【功效】滋阴降火。

【应用】本方可用于干燥综合征如见骨蒸潮热、舌红无苔等阴虚火旺之重症。

【方解】方中熟地黄、龟板滋阴降火共为君药；知母、黄柏苦寒降火，滋阴抑阳共为臣药；猪脊髓为血肉有情之品，可养阴填精益髓，又可佐黄柏之苦燥，故为佐药；蜂蜜甘润，调和诸药，为使。诸药共奏滋阴降火之功。

【名家论述】吴谦等："是方能骤补真阴，承制相火，较之六味功效尤捷。盖因此时以六味补水，水不能遽生，以生脉保肺，金不免犹燥，惟急以黄柏之苦以坚肾，则能制龙家之火，继以知母之清以凉肺，则能全破伤之金。若不顾其本，则病去犹恐复来，故又以熟地、龟板大补其阴，是谓培其本，清其源矣。"（《医宗金鉴·删补名医方论》）

【现代研究】大补阴丸能够降低正常及四氧嘧啶糖尿病模型小鼠的血糖，对阴虚小鼠的血糖降低有保护作用，对正常小鼠的体液免疫和细胞免疫功能均有一定的增强作用，对阴虚小鼠的体液免疫和细胞免疫功能降低有显著的保护作用。

5. 虎潜丸（《丹溪心法》）

【组成】黄柏 20g，龟板 10g，知母 10g，熟地黄 10g，陈皮 10g，白芍 10g，锁阳 10g，人工虎骨 2.5g，干姜 2 片。

【服法】水煎服，150mL，2 次 / 日。

【功效】滋阴降火，强壮筋骨。

【应用】本方可辨证用于干燥综合征见腰膝酸软、步履乏力之症者。

【方解】黄柏、知母、龟板滋阴补肾；熟地黄、白芍补血，虎骨（可用狗骨代）强壮筋骨，锁阳补肾荣筋；陈皮行气，干姜通阳。诸药共奏滋补肝肾、强筋壮骨之功。

【名家论述】吴谦等："其潜之云者，金从水养，母隐子胎，故生金者必丽水，意在纳气归肾也。龟应北方之象，禀阴最厚，首常向腹，善通任脉，能大补真阴，证深得夫潜之意者。黄柏味厚，为阴中之阴，专补肾膀之阴不足，能使足膝中气力涌出，故痿当家必用二者为君，一以固本，一以治标，恐奇之不去，则偶之也。熟地填少阴之精，用以佐龟板、知母清太阴之气；用以佐黄柏、牛膝入肝舒筋。归、芍佐之，肝血有归；陈皮疏之，气血以流，骨正筋柔矣。又虑热则生风，逗留关节，用虎骨所以驱之；纯阴无阳不能发生，佐锁阳以温之。羊肉为丸，补之以味。淡盐汤下，急于入肾。斯皆潜之为义。"（《医宗金鉴·删补名医方论》）

【现代研究】实验表明虎潜丸可以提高去势大鼠组织中BMP-2的水平，可以提高去卵巢大鼠模型腰椎骨骨密度，并上调腰椎松质骨、肾组织中TGF-β2的表达，对切除卵巢后所致的骨质疏松症有明显的治疗作用。其机制可能是在一定程度提高了组织中BMP-2、TGF-β2的水平，从而抑制骨组织的吸收，促进骨组织的形成。

6. 二至丸（《摄生众妙方》）

【组成】女贞子30g，旱莲草30g。

【服法】水煎服，150mL，2次/日。

【功效】补肾滋阴。

【应用】本方多与其他方剂配合用于治疗干燥综合征肾阴不足者。

【方解】方中以女贞可滋肾养肝为君药；墨旱莲，凉血止血，色黑入肾补阴精，乌须发，为臣药。二药配合，共奏补肾滋阴、凉血止血之功。

【名家论述】汪昂："补腰膝，壮筋骨，强阴肾，乌髭发。价廉而功大。冬青子即女贞实，冬至日采。不拘多少，阴干，蜜酒拌蒸，过一夜，粗袋擦去皮，晒干为末，瓦瓶收贮，或先熬干，旱莲膏旋配用。旱莲草，夏至日采，不拘多少，捣汁熬膏，和前药为此足少阴药也。女贞甘平，少阴之精，隆冬不凋，其色青黑，益肝补肾。旱莲甘寒，汁黑。"（《医方集解》）

【现代研究】实验表明，以小白鼠颈背部皮下注射 D- 半乳糖建立衰老模型，同时二至丸保护组灌服二至丸，42 天取脑、胸腺、脾脏制备光镜切片，苏木精 – 伊红（HE）染色，观察组织学变化，发现二至丸组有改善、保护、兴奋免疫器官组织的作用。二至丸水提物能提高小鼠碳粒廓清能力，增强单核巨噬细胞的吞噬功能，提高小鼠血清溶血素抗体和 T 淋巴细胞 ANAE 的染色率，说明二至丸水提物能增强特异性及非特异性免疫力，调节机体免疫功能。

二、滋养肺胃之剂

1. 沙参麦冬汤（《温病条辨》）

【组成】北沙参 15g，麦冬 15g，玉竹 10g，天花粉 15g，冬桑叶 10g，生扁豆 15g，甘草 3g。

【服法】水煎服，150mL，2 次 / 日。

【功效】生津润燥。

【应用】本方以补肺胃之阴为主，可用于干燥综合征之口干舌燥喜饮、干咳少痰、胃脘嘈杂等症者。

【方解】北沙参、麦冬清胃润肺为君；玉竹、天花粉生津止渴为臣；佐以冬桑叶轻宣燥热、扁豆益气和中；甘草调和药性。合而成方，共奏滋养阴液、生津润燥之功。

【现代研究】实验表明，沙参麦冬汤可以提高小鼠脾指数，外周血 IgG、IgA、CD4+T 细胞百分比及 CD4+/CD8+ 比值，能提高阴虚型小鼠的淋巴细胞增殖指数和 IL-2 含量，并降低阴虚型小鼠的血清 IL-6 含量，可提高阴虚大鼠的免疫功能，并能抑制炎症反应，减轻炎症损伤。

2. 养阴清肺汤（《重楼玉钥》）

【组成】生地黄 20g，玄参 15g，麦冬 15g，白芍 10g，牡丹皮 10g，川贝母 10g，薄荷 12g，生甘草 6g。

【服法】水煎服，150mL，2 次 / 日。

【功效】滋阴润肺。

【应用】本方原为治疗白喉之方，可辨证用于干燥综合征之咽干重症。

【方解】方中生地黄养阴清热生津为君药；玄参养阴生津、泻火解毒，麦冬养阴润肺，白芍益阴养血，三者共为臣药；佐以牡丹皮清热凉血、活血散瘀，川贝母润肺化痰、清热散结，薄荷辛凉宣散，宣肺利咽，引药上行；生甘草泻火解毒、调和诸药，为使药。共奏清热解毒、养阴润燥之功。

【名家论述】郑梅涧："按白腐一证，即所谓白缠喉是也。诸书皆未论及，惟《医学心语》言之。至于论治之法，亦未详备。缘此症发于肺肾，凡本质不足者，或遇燥气流行，或多食辛热之物，感触而发。初起者发热，或不发热，鼻干唇燥，或咳或不咳，鼻通者轻，鼻塞者重。音声清亮，气息调匀易治；若音哑气急，即属不治。近有好奇之辈，一遇此症，即用象牙片动手于喉中，妄刮其白，益伤其喉，更速其死，岂不哀哉！余与既均三弟疗治以来，未尝误及一人，生者甚众，经治之法，不外肺肾，总要养阴清肺，兼辛凉而散为主。"（《重楼玉钥》）

【现代研究】养阴清肺汤能对抗白喉杆菌，对白喉毒素在体外有很高的"中和"作用。其酊制剂比水煮剂作用好。本方八味药中抗菌作用较强的有生地黄、牡丹皮、甘草，"中和"毒素力量较强的有玄参、麦冬、川贝母。白芍两方面的作用力量均较强，薄荷两方面的作用均较差。研究发现，从原方中减去任何一味药，抗菌作用都比原方低，而"中和"毒素力量则无明显影响，提示抗菌与"中和"毒素作用，似乎是药物两种独立性能。

3. 百合固金汤（《慎斋遗书》）

【组成】百合 15g，熟地黄 10g，生地黄 10g，麦冬 10g，玄参 10g，当归 10g，白芍 10g，川贝母 10g，桔梗 6g，甘草 6g。

【服法】水煎服，150mL，2 次 / 日。

【功效】润肺化痰。

【应用】本方治疗干燥综合征咳嗽痰血之症。

【方解】本方之中，百合润肺止咳，滋阴清热为君药；生地黄、熟地黄并用，麦冬、玄参协百合滋阴清热，共为臣药；当归主咳逆上气，伍白芍可补血行血，川贝母止咳化痰为佐药；甘草调和诸药为使。本方可除虚火，养肺阴，止痰血。

【名家论述】汪昂："此手太阴、足少阴药也（肺肾为子母之脏，故补肺者，多兼滋肾）。金不生水，火炎水干，故以二地助肾滋水退热为君；百合保肺安神，麦冬清热润燥，玄参助二地以生水，贝母散肺郁而除痰，归、芍养血兼以平肝（肝炎盛则克金），甘、桔清金，成功上部（载诸药而上浮），皆以甘寒培元清本，不欲以苦寒伤生发之气也。"（《医方集解》）

【现代研究】研究表明，百合固金汤联合抗结核药物能有效减低肺结核患者 IL-2 和 IL-6 水平，提高 TNF-α 水平，说明百合固金汤可通过控制血清中 IL-2、IL-6、TNF-α 等因子，参与免疫炎症级联应答反应，来改善肺结核的临床症状。

4. 清燥救肺汤（《温病条辨》）

【组成】桑叶 15g，石膏 15g，人参 10g，麻仁 10g，阿胶 10g，麦冬 15g，杏仁 10g，枇杷叶 10g，甘草 6g。

【服法】水一碗，煎六分，频频两三次滚热服。

【功效】清燥润肺。

【应用】本方多用于治疗干燥综合征燥伤气阴之重症，可见身热口渴、干咳气逆等症。

【方解】方中重用桑叶，清润肺燥为君；石膏，清泄虚热为臣；人参补气生津，麦冬、阿胶、麻仁滋阴润肺为臣；杏仁、枇杷叶利肺气共为佐药；甘草调和诸药为使。

【名家论述】喻嘉言："《内经》六气，脱误秋伤于燥一气，指长夏之湿，为秋之燥。后人不敢更端其说，置此一气于不理，即或明知理燥，而用药夹杂，如弋获飞虫，茫无定法示人也。今拟此方，命名清燥救肺汤，大约以胃气为主，胃土为肺金之母也。其天门冬，虽能保肺，然味苦而气滞，恐反伤胃阻痰，故不用也。其知母能滋肾水，清肺金，亦以苦而不用，至如苦寒降火，正治之药，尤在所忌。盖肺金自至于燥，所存阴气，不过一线耳。倘更以苦寒下其气，伤其胃，其人尚有生理乎？诚仿此增损以救肺燥变生诸症，如沃焦救焚，不厌其频，庶克有济耳。"（《医门法律》）

【现代研究】实验表明清燥救肺汤及其拆方，可减少肺炎支原体（MP）毒素 MPN372 的产生和 P1 黏附蛋白的表达，上调 INF-γ、AQP5 蛋白表达，下调 TNF-α 的表达；并能够抑制 MP 感染诱导的细胞凋亡，上调 Bcl-2 的表达，抑制 Bax、Caspase-3 的表达；同时可升高 MP 感染小鼠 CD3$^+$、CD4$^+$、INF-γ 水平，降低 CD8$^+$、IL-4 水平，升高 sIgA、IgM 水平，通过调节免疫缓解炎症反应。

5. 增液汤（《温病条辨》）

【组成】玄参 30g，麦冬 24g，生地黄 24g。

【服法】水煎服，150mL，2 次 / 日。

【功效】增液润燥。

【应用】本方上可滋肺之阴，下可润肠之燥，因而本方尤其适用于干燥综合征兼大便干燥者。

【方解】玄参滋阴润肠胃之燥为君；生地黄甘寒而润、清热生津，麦冬滋养肺胃、清润大肠与肺表里之气，共为臣药。三药增水行舟，润肠通便。

【名家论述】张秉成："夫大便闭结一证，有虚有实。其实者，或热积于中，或寒结于内，而寒下、温下之法，自当详察。至其虚者，或因气馁，或因津枯。气馁者，宜用辛温补运，以助其传送。其津枯者，非甘寒养阴，增水行舟之法，何以使肠中坚结之浊顺流而下？此方妙在寓泻于补，以补药之体，作泻药之用，既可攻实，又可防虚。元参味苦咸微寒，壮水制火通二便，启肾水上潮于天，其能治液涸，固不待言。《本经》称其主治腹中积聚，又能解热结可知。麦冬、生地补肺阴，壮肾水，使金水相生，津自充而肠自润，热邪自解，闭结自通矣。"（《成方便读》）

【现代研究】研究表明，增液汤能使干眼症模型小鼠泪液分泌量增多、泪膜破裂时间（BUT）延长、角膜荧光素钠染色评分降低、角膜组织病理也趋于正常；并可升高模型鼠血清中白细胞介素 4 含量，降低 γ - 干扰素含量，调节 Th1/Th2 平衡，以治疗干眼症。另有研究表明增液汤能够使干燥综合征组模型小鼠体重明显增加，进食量明显增多，饮水量明显减少，唾液流率明显增加，颌下腺指数明显升高。

6. 麦门冬汤（《金匮要略》）

【组成】麦冬 70g，半夏 10g，人参 15g，甘草 10g，粳米 6g，大枣 4 枚。

【服法】上六味，以水一斗二升，煮取六升，温服一升，日三夜一服。

【功效】清养肺胃。

【应用】本方可用于干燥综合征之久咳伤肺、咳唾涎沫、口渴咽干、纳少之症者。

【方解】本方重用麦冬，养肺胃之阴，清肺胃之热，为君；人参补气生阴为臣；粳米、大枣益气和胃为佐；肺胃阴虚火旺，灼津为涎，故佐以半夏降逆化痰；甘草补胃气，和药性，为使。诸药共奏清养肺胃之功。

【名家论述】尤在泾："火热挟饮致逆，为上气，为咽喉不利，与表寒挟饮上逆者悬殊矣。故以麦冬之寒治上逆，半夏之辛治饮气，人参、甘草之甘，以补益中气。盖从外来者其气多实，故以攻发为急；从内生者，其气多虚，则以补养为主也。"（《金匮要略心典》）

【现代研究】研究表明，麦门冬汤可以改善肺纤维化模型大鼠肺泡炎、肺间质纤维化程度及肺组织中 TNF-α 的水平。另有研究表明，麦冬汤能降低肺及海马去甲肾上腺素（NE）、多巴胺（DA）、5 羟色胺（5-HT）和下丘脑 DA、5-HT 的表达，提示麦门冬汤可减轻肺纤维化形成阶段的肺部病理改变，阻止模型肺、下丘脑及 NE、DA、5-HT 含量的增高，可能是其作用机制。麦门冬汤还具有促进自由基清除、改善抗氧化功能、减轻脂质过氧化反应的作用。

三、补益气血之剂

1. 当归补血汤（《内外伤辨惑论》）

【组成】黄芪 30g，当归 6g。

【服法】水煎服，150mL，2 次 / 日。

【功效】补气生血。

【应用】本方为补气生血之基础方，可用于干燥综合征气血亏虚之证者。

【方解】重用黄芪补气以生血，所谓"阳生阴长"；当归养血行血。二者共奏补气行血之功。

【名家论述】张秉成："如果大脱血之后而见此等脉证，不特阴血告匮，而阳气亦欲散亡。斯时也，有形之血不能速生，无形之气所当急固。故以黄芪大补肺脾元气而能固外者为君。盖此时阳气已去里而越表，恐一时固里不及，不得不从卫外以挽留之。当归益血和营，二味合之，便能阳生阴长，使伤残之血，亦各归其经以自固耳。非区区补血滋腻之药所可同日语也。"（《成方便读》）

【现代研究】

①补血作用：对用乙酰苯肼造成的溶血性贫血模型小鼠及家兔灌服当归补血汤，结果表明本方可促进模型动物的造血机能，对抗乙酰苯肼所致的溶血。进一步研究发现当归补血汤的补血作用与其刺激克隆刺激因子（CSF）分泌有关。

②补气作用：临床观察发现阳气虚患者的环磷酸腺苷/环磷酸鸟苷（cAMP/cGMP）值明显下降，用助阳药治疗后，二者比值有所回升，当归补血汤能显著提高小鼠心肌 cAMP 水平及 cAMP/cGMP 比值。

③对免疫系统的作用：当归补血汤对小鼠腹腔巨噬细胞的 FC 受体及 C3b 受体均有明显的刺激作用，能明显提高 B 淋巴细胞和 T 淋巴细胞活性，促进血虚模型小鼠脾淋巴细胞产生白细胞介素–2（IL–2），提高小鼠红细胞免疫功能以及清除免疫复合物，并有对抗免疫抑制剂的作用，而单味药当归、黄芪的作用明显不及全方。另有通过对 NK 活性、IL–2 活性、巨噬细胞活性、CIC 含量、溶菌酶含量共 5 项免疫指标的测定，分析黄芪在当归补血汤内的量效关系。结果表明，本方内黄芪的用量既不可增，也不可减，而必须以"五倍黄芪归一份"的组方规律才是黄芪的最佳剂量。

④抗缺氧、保肝及抗自由基损伤作用：本方对缺糖缺氧所致心肌细胞

损伤有保护作用；对四氯化碳所致小鼠肝损害有明显保护作用，肝脏坏死面积明显缩小，血清谷丙转氨酶（SGPT）明显降低，且保肝效应与剂量成正比；还能明显降低小鼠肝组织过氧化脂（LPO）含量，提示本方可能通过抗氧化作用减少 LPO 的生成及其对组织细胞的损害而发挥较广泛的药理作用。

2. 生脉散（《医学启源》）

【组成】人参 9g，麦冬 9g，五味子 6g。

【服法】水煎服，150mL，2 次 / 日。

【功效】补益气阴。

【应用】本方是治疗气阴两虚证的常用方，可辨证用于干燥综合征见体倦乏力、气短少气、咽干、脉虚者。

【方解】方中人参补气生津是为君药；麦冬养阴润肺是为臣药；五味子酸以敛津。三药有补有润有敛，气复津生，脉气得充，故名"生脉"。

【名家论述】张秉成："夫肺主一身之气，为百脉所朝宗，肺气旺，则脏腑之气皆旺，精自生而形自盛，脉自不绝矣。一受暑热之气，金受火刑，肺气被灼，则以上诸证叠出矣。然暑为夏月之正邪，人之元气充实者，原可不病，故邪之所凑，其气必虚。方中但以人参保肺气，麦冬保肺阴，五味以敛其耗散，不治暑而单治其正，以暑为无形之邪，若暑中无湿，则不致留恋之患，毕竟又无大热，则清之亦无可清，故保肺一法，即所以却暑耳。此又治邪少虚多，热伤元气之一法也，在夏月肺虚者，可以服之。"（《成方便读》）

【现代研究】

①对心肌损伤的保护作用：生脉液能有效增加犬在体心肌的冠脉血流量，并明显增加大鼠离体心脏灌流量。以与氧自由基损伤有关的生化指标，观察了生脉散对心肌缺血再灌流损伤的影响，结果表明生脉散对在体心肌缺血再灌流损伤有明显的保护作用，其效果与超氧化物歧化酶（SOD）相当。有实验结果发现，生脉散有促进损伤心肌 DNA 合成，加速损伤心肌的修复作用。本方还能显著提高小鼠的耐缺氧能力，对抗垂体后叶素引起

的家兔 S–T 段变化和心律失常。

②抗休克作用：生脉散能有效改善犬休克，提高血压；还能延长家兔阻断肠系膜上动脉后所致中毒性休克的存活时间。进一步研究发现，生脉散增强心肌收缩、改善心功能的作用主要通过抑制心肌细胞 Na–K–ATP 酶活性，改善心衰心肌的能量代谢，改善心衰心肌蛋白的代谢，兴奋垂体 – 肾上腺功能等实现。

3. 归脾汤（《正体类要》）

【组成】人参 10g，黄芪 10g，白术 10g，甘草 6g，当归 10g，龙眼肉 10g，白茯苓 10g，远志 10g，酸枣仁 10g，木香 6g。

【服法】加生姜、大枣，水煎服，150mL，2 次 / 日。

【功效】补益心脾。

【应用】本方可辨证用于干燥综合征见心脾两虚证候者，如心悸失眠、体倦食少等症。

【方解】方中人参、黄芪、白术、甘草甘温补气，气盛则血生；当归、龙眼肉补血养心；茯苓、远志、酸枣仁安定神志；木香行气，令诸药补而不滞；生姜、大枣调和脾胃。全方共奏补气养血、补益心脾之功。

【名家论述】汪昂："此手少阴、足太阴药也。血不归脾则妄行。参、术、黄芪、甘草之甘温，所以补脾；茯神、远志、枣仁、龙眼之甘温酸苦，所以补心（远志苦泄心热，枣仁酸敛心气），心者脾之母也。当归滋阴而养血。木香行气而舒脾，既以行血中之滞，又以助参、芪而补气。气壮则能摄血，血自归经，而诸证悉除矣。"（《医方集解》）

【现代研究】用跳台、避暗和水迷宫法观察归脾汤对小鼠记忆行为的影响，发现本方有明显增强小鼠记忆力获得的作用，能显著对抗东莨菪碱所致的记忆障碍作用，有非常显著的抑制胆碱酯酶活性的作用，对小鼠肝、脑过氧化脂质生成与小鼠脑内脂褐质生成有显著抑制作用，对小鼠血浆中 SOD 活性呈剂量依赖性激活作用，且随归脾汤剂量的增加，小鼠红细胞内过氧化氢酶（CAT）活性呈一定增强趋势。本方还能抑制小鼠脑中过氧化脂质的生成，对脑内褐脂素生成也有显著抑制作用，其降低自由基诱发过氧化反应的重要机理之一可能与提高机体 SOD 和 CAT 活性有关。

4. 炙甘草汤（《伤寒论》）

【组成】炙甘草 12g，生地黄 30g，阿胶 10g，麦冬 10g，麻仁 10g，人参 10g，桂枝 9g，生姜 9g，大枣 10 枚。

【服法】上九味，清酒与水共煮，去滓，阿胶烊化，冲服，水煎服，150mL，2 次 / 日。

【功效】益气滋阴。

【应用】本方可辨证用于干燥综合征见肺痿或阴阳两虚证者。

【方解】方中以大量炙甘草补气健脾生津，生地黄滋阴补血，二药共为君药；人参、大枣补益中气，以滋生化之源，麦冬、阿胶、麻仁滋阴养血，共为臣药；佐以桂枝、生姜辛温通阳；清酒温通血脉，以行药力是为使药。

【名家论述】钱潢："此方以炙甘草为君，故名炙甘草汤。又能使断脉复续，故又名复脉汤。甘草生能泻心下之痞，熟能补中气之虚，故以为君。生姜以宣通其郁滞，桂枝以畅达其卫阳，入大枣而为去芍药之桂枝汤，可解邪气之留结。麦冬生津润燥，麻仁油滑润泽，生地黄养血滋阴，通血脉而益肾气。阿胶补血走阴，乃济水之伏流所成，济为十二经水中之阴水，犹人身之血脉也，故用之以导血脉。所以寇氏《本草》云，麦冬、地黄、阿胶、麻仁，同为润经益血复脉通心之剂也；人参补元气之虚，同麦冬又为生脉散之半；更以清酒为使，令其宣通百脉，流行血气，则经络自然流贯矣。"（《伤寒溯源集》）

【现代研究】实验研究发现，炙甘草汤能够降低氯仿诱发小鼠室颤的发生率，缩短乌头碱诱发大鼠心律失常持续时间，降低乌头碱诱发大鼠室速和室颤发生率，降低结扎大鼠左冠状动脉前降支诱发心律失常的发生率。炙甘草汤注射液抗心律失常作用机理可能涉及改善自主神经系统功能紊乱，抑制交感神经偏亢等作用。本方对心肌缺血再灌注损伤有保护作用，能降低大鼠心肌缺血再灌注诱发心律失常发生率，缩小再灌注后心肌梗死范围，减少再灌注后心肌肌酸激酶和乳酸脱氢酶的释放以及脂质过氧化产物丙二醛的生成。心肌的自律性增加和 / 或折返激动是快速心律失常的重要原因，炙甘草汤能减慢大鼠右心房窦房结的自律性活动，明显抑制肾上腺素诱发的豚鼠乳头肌的自律性，还可延长心肌的功能不应期。

5. 四物汤（《仙授理伤续断秘方》）

【组成】当归 10g，川芎 10g，白芍 10g，熟地黄 10g。

【服法】水煎服，150mL，2 次 / 日。

【功效】补血调血。

【应用】本方加减可辨证用于干燥综合征兼见血虚证候者。

【方解】方中熟地黄味厚质润，补益阴血为君；当归辛温补血行血为臣；佐以白芍补阴养血，川芎活血行气。四药配合补而不滞，补血调血。有血瘀者，加桃仁、红花名为桃红四物汤；血虚有寒者，加阿胶、艾叶名为胶艾汤；兼血虚者，加人参、黄芪名为圣愈汤。

【名家论述】张介宾："治血之剂，古人多以四物汤为主，然亦有宜与不宜者。盖补血行血无如当归，但当归之性动而滑，凡因火动血者忌之，因火而嗽，因湿而滑者，皆忌之；行血散血无如川芎，然川芎之性升而散，凡火载血上者忌之，气虚多汗，火不归原者，皆忌之；生血凉血无如生地，敛血清血无如芍药，然二物皆凉，凡阳虚者非宜也，脾弱者非宜也，脉弱身凉、多呕便溏者，皆非宜也。故凡用四物以治血者，不可不察其宜否之性。"（《景岳全书》）

【现代研究】

①对血液系统的作用：四物汤能显著促进正常大鼠造血功能，血虚大鼠口服四物汤后白细胞数显著升高。进一步用集落刺激因子刺激骨髓细胞增殖实验证实，四物汤口服后能够增强造血细胞的功能，升高血虚大鼠外周血中集落刺激因子的含量。四物汤具有明显的抑制体外血栓形成的作用，能够改善血液的高黏状态。

②免疫调节作用：通过淋巴细胞转化试验及活性斑试验，表明四物汤对细胞免疫反应有较明显的促进作用。通过溶血空斑试验，显示本方具有抑制抗体形成的作用，说明四物汤在体液免疫功能方面有抑制作用。经小鼠腹腔巨噬细胞吞噬功能试验测定其吞噬百分率和吞噬指数，表明四物汤

对小鼠巨噬细胞吞噬功能影响不大。提示四物汤不仅能促进细胞免疫，而且能抑制体液免疫，具有调节机体免疫功能的作用。

6. 参苓白术散（《太平惠民和剂局方》）

【组成】人参 20g，白茯苓 20g，白术 20g，莲子肉 10g，白扁豆 10g，薏苡仁 10g，砂仁 10g，桔梗 10g，甘草 10g，山药 10g。

【服法】水煎服，150mL，2 次 / 日。

【功效】益气健脾。

【应用】本方可辨证用于干燥综合征兼见脾肺气虚证候者。

【方解】人参、白术、茯苓益气健脾为君；配伍山药、莲子肉健脾益气止泻，白扁豆、薏苡仁助君药健脾渗湿为臣；砂仁醒脾行气为佐；桔梗宣肺，引药上行，培土生金，甘草调和诸药，共为佐使。诸药共用，使脾气健运，并可培土生金，有保肺功效。

【名家论述】汪昂："此足太阴、阳明药也。治脾胃者，补其虚、除其湿、行其滞、调其气而已。人参、白术、茯苓、甘草、山药、薏苡仁、扁豆、莲肉，皆补脾之药也，然茯苓、山药、薏仁理脾而兼能渗湿；砂仁、陈皮调气行滞之品也，然合参、术、苓、草，暖胃而又能补中；桔梗苦甘入肺，能载诸药上浮，又能通天气于地道，使气得升降而益和，且以保肺防燥药之上僭也。"（《医方集解》）

【现代研究】研究表明参术丸小剂量（5% 参术丸台氏液 1 ～ 5mL）可解除肾上腺对肠管的部分抑制现象，但大剂量（10 ～ 20mL）可对抗氯化钡或毛果芸香碱引起的肠管痉挛。临床观察到以参苓白术散加减治疗婴儿泄泻，服药后随着泄泻的控制，还伴有腹壁脂肪的增厚及体重的增加，并可见 D- 木糖吸收明显增加，证明本方能显著改善脾虚泄泻患儿的小肠吸收功能。

四、理血化瘀之剂

1. 温经汤（《金匮要略》）

【组成】吴茱萸 10g，桂枝 10g，当归 10g，川芎 10g，牡丹皮 10g，白芍 10g，人参 10g，阿胶 10g（烊化），麦冬 10g，生姜 6g，甘草 6g，半夏 10g。

【服法】上十二味，以水一斗，煮取三升，分温三服。

【功效】温经化瘀。

【应用】本方具有温经散寒、通脉养血之功，可用于干燥综合征见血寒血瘀证者。

【方解】吴茱萸、桂枝温经散寒，通利血脉为君药；当归、川芎活血化瘀，牡丹皮清血分虚热，共为臣药；阿胶养血润燥，白芍养血敛阴，麦冬养阴清热，人参益气健脾，半夏、生姜通降胃气，共为佐药；甘草调和诸药，为使药。

【名家论述】程林："妇人有瘀血，当用前证下瘀血汤，今妇人年五十，当天癸竭之时，又非下药所宜，故以温药治之，以血得温即行也。经寒者，温以吴萸、姜、桂；血虚者，益以芍药、归、芎；气虚者，补以人参、甘草；血枯者，润以阿胶、麦冬；半夏用以止带下；牡丹皮用以逐坚癥。十二味为养血温经之剂，则瘀血自行新血自生矣，故亦主不孕崩中，而调血水。"（《金匮要略直解》）

【现代研究】温经汤对实验性血瘀大鼠的血液流变学多项指标有明显的改善作用，能显著降低血瘀大鼠的红细胞压积、全血黏度、纤维蛋白黏度、血浆黏度。本方能减少醋酸所致小鼠扭体反应次数，延长扭体反应出现的时间而呈现镇痛作用。本方能促进小鼠急性大出血后血红蛋白和红细胞的恢复，具较强的补血作用。并能显著延长小鼠在冷水中的游泳时间，呈增强耐力作用。在大鼠间脑 – 脑垂体灌流试验中，投予 5μg/mL 温经汤后，灌流液中黄体生成素的浓度明显增加，方中诸药以牡丹皮的作用最显著，可使黄体生成素浓度比投药前增加 160% ～ 180%，当归次之。在垂体前叶细胞培养中，温经汤 0.5 ～ 500μg/mL 浓度，可降低催乳素的释放，其组方各药除阿胶外，都可不同程度地降低催乳素水平。

2. 失笑散（《太平惠民和剂局方》）

【组成】五灵脂 10g，蒲黄 10g。

【服法】水煎服，150mL，2 次 / 日。

【功效】活血止痛。

【应用】本方可加味用于干燥综合征见瘀血导致多种疼痛的证候。

【方解】方中五灵脂擅长通利血脉，化瘀定痛；蒲黄止血活血，二者相须为用，调以苦酒，可通血脉，行药力。诸药同用，共奏祛瘀止痛之功。

【名家论述】罗美：“《经》云：心主血，脾统血，肝藏血。故产后瘀血停滞，三经皆受其病，以致心腹瘀痛，恶寒发热，神迷眩晕，胸膈满闷。凡兹者，由寒凝不消散，气滞不流行，恶露停留，小腹结痛，迷闷欲绝，非纯用甘温破血行血之剂，不能攻逐荡平也。是方用灵脂之甘温走肝，生用则行血；蒲黄甘平入肝，生用则破血。佐酒煎以行其力，庶可直抉厥阴之滞，而有其推陈致新之功。甘不伤脾，辛能散瘀，不觉诸证悉除，直可以一笑而置之矣。”（《古今名医方论》）

【现代研究】用失笑散注射液 2g/kg 给大鼠股静脉注射，1 分钟后注入垂体后叶素 0.75U/kg，结果对照组心肌缺血发生率为 89.47%，给药组为 30.77%，表明本方对垂体后叶素引起的大鼠急性心肌缺血有明显的对抗作用。电镜下可见失笑散能明显减轻心肌微血管的痉挛和线粒体的破坏，还能抑制血小板的聚集。此为失笑散临床治疗冠心病、高脂血症的药理基础。

3. 桂枝茯苓丸（《伤寒论》）

【组成】桂枝 10g，桃仁 10g，牡丹皮 10g，茯苓 10g，赤芍 10g。

【服法】共为末，炼蜜为丸，每日服 3 ～ 5g。

【功效】化瘀消结。

【应用】本方可辨证用于干燥综合征瘀血留滞成结者。

【方解】桂枝温通血脉为君药；桃仁助桂枝活血消结为臣药；牡丹皮清血分虚热并能活血，赤芍缓急止痛又可化瘀，茯苓渗湿化痰，均为佐药；蜂蜜甘缓而润，缓诸药破泄之力为使药。诸药合用，共奏活血化瘀消结之功。

【名家论述】吴仪洛：“桂枝、芍药，一阳一阴，茯苓、丹皮，一气一血，调其寒温，扶其正气。桃仁，以之破恶血，消癥癖，而不嫌于伤胎血者，所谓有病则病当之也。且癥之初，必因寒，桂能化气而消本寒。癥之成，必挟湿热为窠囊，苓渗湿气，丹皮清血热，芍药敛肝血而扶脾，使能统血，则养血即所以去邪耳。然消癥方甚多，一举而两得，莫有若此方之巧矣。每服甚少而频，更巧，要知癥不碍胎，其结原微，故以渐磨之。"（《成方切用》）

【现代研究】

①降低全血黏度及血小板聚集作用：正常家兔静脉注射或口服桂枝茯苓丸1.5小时后，全血还原比黏度（高切、低切）、全血比黏度（高切、低切）、血浆比黏度及纤维蛋白原浓度均明显降低，红细胞电泳时间减少。本方降低血液黏度的作用主要与纤维蛋白原浓度降低有关。临床研究也表明，本方的水煎剂对以胶原和ADP为诱导剂导致的血小板聚集率均有抑制作用，且较阿司匹林强。本方对纤溶剂尿激酶有抑制作用。以胶原或ADP诱导的血小板聚集为指标，拆方研究表明，抑血小板聚集作用以桂枝最强，芍药次之，牡丹皮为弱。

②抗炎、镇痛、镇静作用：口服或腹腔注射本方，可抑制蛋清、甲醛等所致大鼠关节肿，能显著对抗大鼠炎性棉球肉芽肿增生，表明本方对大鼠急性、亚急性、慢性炎症均有抑制作用；并能抑制组织胺、5-羟色胺所致的毛细血管通透性增高。对去肾上腺大鼠的关节肿仍有明显对抗作用，表明本方抗炎作用的主要途径不是通过垂体－肾上腺系统的调节，而是对炎症过程中的多环节起直接对抗作用所致。小鼠口服100g/kg或皮下注射10g/kg桂枝茯苓丸，可使其热板致痛反应潜伏期明显延长，作用持续时间可延长到注射后4小时。同样剂量的桂枝茯苓丸，对冰醋酸引起的小鼠扭体反应也有明显的抑制作用；可明显抑制小鼠的自发活动，延长小鼠的睡眠时间。

4. 抵当汤（《伤寒论》）

【组成】水蛭6g，虻虫6g，桃仁10g，大黄10g。

【服法】上四味，以水五升，煮取三升，去滓，温服一升，不下，更服。

【功效】破血祛瘀。

【应用】本方可用于干燥综合征血瘀重症。

【方解】方中水蛭味咸而苦，咸胜血，可破血通经，逐恶血，为君药；虻虫，苦泄性烈，助君药破血逐瘀，为臣药；桃仁味苦甘平，缓急润燥散血，为佐药；大黄直入下焦，荡血逐热，为使药。诸药合用，共行破血祛瘀之用。

【现代研究】研究表明，抵当汤早期干预可有效降低 NF-κB 调控的靶基因细胞间黏附分子 -1（ICAM-1）、人血管内皮细胞黏附分子 1（VCAM-1）及人基质金属蛋白酶 -9（MMP-9）蛋白表达。采用高脂饲料喂养及链尿佐菌素（STZ）诱导方法制备 2 型糖尿病大鼠模型，与模型组比较，抵当汤早期和中期干预组、辛伐他汀组大鼠主动脉 ICAM-1 表达减少；抵当汤早期干预组与辛伐他汀组主动脉 VCAM-1 表达减少；抵当汤早期和中期干预组主动脉 NF-κB 及 MMP-9 蛋白表达明显降低，其中以抵当汤早期干预组效果最显著。另有临床研究表明，与对照组相比，抵当汤组患者肱动脉舒张率明显增加，血清内皮素 -1 水平下降，一氧化氮表达上调，以改善血管内皮功能。

5. 血府逐瘀汤（《医林改错》）

【组成】桃仁 15g，红花 10g，川芎 10g，赤芍 10g，牛膝 10g，当归 10g，生地黄 10g，桔梗 10g，枳壳 10g，柴胡 6g，甘草 6g。

【服法】水煎服，150mL，2 次 / 日。

【功效】行气活血。

【应用】本方可辨证用于干燥综合征气滞血瘀之证。

【方解】方中桃仁通经化瘀润燥，红花活血止痛，同为君药；赤芍通利血脉，川芎活血行气，牛膝活血通经，共为臣药；生地黄、当归滋阴养血，桔梗、枳壳调畅气机，柴胡疏肝行气，气行则血行，以上诸药，共为佐药；甘草调和药性，为使。上药合用，共奏活血化瘀、行气止痛之功。

【现代研究】研究表明，血府逐瘀汤静脉注射液能抑制 ADP 诱导的家兔血小板聚集，促进血小板解聚，并能复活肝脏的清除能力，但对复钙时间、凝血酶原时间及凝血酶凝固时间无明显影响。服血府逐瘀汤的患者，全血比黏度、血浆比黏度、红细胞压积、血沉、纤维蛋白原含量以及体外血栓形成等各项血液流变学指标均见明显改善。给高脂血症家兔拌饲血府逐瘀汤浓缩煎剂，3周后其全血还原黏度明显低于对照组。本方可改善红细胞压积及红细胞电泳速度。本方还可使细动脉及细静脉口径明显扩张，毛细血管开放数量明显增多，血液速度加快，红细胞聚集和白细胞黏壁、滚动及堆积等现象明显改善，血流停滞现象消失。

6.丹参饮（《时方歌括》）

【组成】丹参30g，檀香5g，砂仁5g。

【服法】水煎服，150mL，2次/日。

【功效】调气活血。

【应用】本方可选择用于干燥综合征见心胃诸痛者。

【方解】方中丹参祛瘀生新；檀香辛温调气，去结气；砂仁辛香，通行结滞。三药或入气分，或入血分，气血通调，补而不滞。

【现代研究】研究表明丹参饮对血小板聚集有明显的抑制作用，5分钟血小板聚集抑制率为24.4%，与阿司匹林比较无明显差异。丹参饮可扩张冠状动脉，使冠脉流量增加，对周围血管也有扩张作用，从而降低血压。当心功能不全时，可以改善心收缩力，促进侧支循环及体内血液的再分配，从而可降低冠心病患者的血浆黏度，加速红细胞电泳率，改善红细胞压积，进而改善微循环，因此对于冠心病患者血液的黏、聚、滞倾向有很好的治疗作用。

五、通痹止痛之剂

1.羌活胜湿汤（《脾胃论》）

【组成】羌活15g，独活15g，藁本10g，防风10g，蔓荆子10g，川芎10g，甘草6g。

【服法】水煎服，150mL，2次/日。

【功效】祛风胜湿。

【应用】本方可用于干燥综合征兼风湿痹阻偏寒者，如见关节游走性疼痛、恶风等症。

【方解】方中二活同用，可祛一身上下之风湿，通利关节，行痹止痛，共为君药；防风、藁本擅除头面部风湿，二者为臣药；川芎为血中之气药，活血行气，蔓荆子祛风止痛，同为佐药；甘草调和药性为使。诸药合用，共奏祛风除湿、通痹止痛之功。

【名家论述】汪昂："此足太阳药也。《经》曰，风能胜湿，羌、独、藁、芎、蔓皆风药也。湿气在表，六者辛温升散，又皆解表之药，使湿从汗出，则诸邪散矣。藁本专治太阳寒湿，荆、防善散太阳风湿，二活祛风胜湿，兼通关节，川芎能升厥阴清气，上治头痛，甘草助诸药辛甘发散为阳，气味甘平，发中有补也。"（《医方集解》）

【现代研究】用本方 2.5g/kg 对角叉菜胶所致大鼠足肿有显著抑制作用；2.5、5.0、10.0g/kg 对大鼠棉球肉芽肿有极显著的抑制作用。用本方 10.0g/kg 能使上述大鼠棉球肉芽肿模型低下的 NK 细胞活性明显升高；2.5、5.0、10.0g/kg 能显著降低其升高的白细胞介素 -2 活性，提示本方能调节炎症机体的免疫功能状态。用本方汤液按 2.5、5.0、7.5g/kg 体重给予大鼠灌胃，1 小时后采制的含药血清对正常生理状态下小鼠肠系膜微循环有微弱的扩张作用，并能明显对抗肾上腺素引起的微动脉和微静脉血管的收缩，使其恢复正常时间缩短，提示有改善病理状态微循环障碍的作用。用本方提取挥发油的水煮醇制成的煎液不同剂量作用于机体，可能存在较为复杂的退热效应。

2. 升降散（《伤寒温疫条辨》）

【组成】僵蚕 10g，蝉蜕 10g，姜黄 10g，大黄 15g。

【服法】水煎服，150mL，2 次 / 日。

【功效】散风清热。

【应用】本方可辨证用于干燥综合征风湿痹阻偏热者。

【方解】僵蚕辛苦气薄，轻浮升阳，祛风清热，化湿解郁为君药；蝉蜕甘寒，疏散风热为臣；片姜黄行气解郁，活血止痛为佐药；大黄上下通行，泄热于内，为使药。诸药合用，祛风清热，活血定痛。

【名家论述】杨栗山："予更其名曰升降散，盖取僵蚕、蝉蜕升阳中之清阳；姜黄、大黄降阴中之浊阴，一升一降，内外通和，而杂气之流毒顿消矣……可与河间双解散并驾齐驱，名曰升降，亦双解之别名也。"(《伤寒温疫条辨》)

【现代研究】研究表明，升降散能显著抑制二甲苯所致的小鼠耳郭肿胀、醋酸所致小鼠腹腔毛细血管通透性增高和角叉莱胶、蛋清所致大鼠足趾肿胀，明显降低炎性组织中前列腺素 E2 的含量，但对大鼠棉球肉芽肿无明显抑制作用。又有研究表明升降散对小鼠的免疫器官重量无明显影响，但有抑制小鼠碳粒廓清趋势，显著降低小鼠血清溶血素水平，明显抑制绵羊红细胞所致足趾反应（SRBC-DTH）、三硝基氯苯所致迟发性超敏反应（PC-DTH），以及小鼠耳异种及大鼠同种被动皮肤过敏反应（PCA），减轻大鼠颅骨骨膜肥大细胞脱颗粒程度，显著减少右旋糖酐诱发小鼠瘙痒的次数。说明其对非特异性免疫、体液免疫及细胞免疫都有一定的抑制作用。

3. 桂枝芍药知母汤（《金匮要略》）

【组成】桂枝 15g，麻黄 15g，防风 10g，生姜 10g，白术 15g，制附子 15g（先煎），白芍 10g，知母 10g，甘草 6g。

【服法】水煎服，150mL，2 次 / 日。

【功效】祛风除湿，通阳散寒。

【应用】本方可用于干燥综合征见关节疼痛属寒热错杂证者。

【方解】方中以桂枝祛风散寒，为君药；臣以麻黄、防风、生姜温散风寒于表，白术、制附子温阳化湿于里；佐以白芍、知母清热和阴，缓挛急；甘草调和药性为使药。本方用于风寒湿邪留连关节不去，久之有化热之象者。

【名家论述】沈明宗："此久痹而出方也，乃脾胃肝肾俱虚，足三阴表里皆痹，难拘一经主治，故用桂枝、芍药、甘、术调和营卫，充益五脏之元；麻黄、防风、生姜开腠行痹而驱风外出；知母保肺清金以使治节；经谓风、寒、湿三气合而为痹，以附子行阳燥湿除寒为佐也。"(《沈注金匮要略》)

【现代研究】研究表明桂枝芍药知母汤能够调控佐剂性关节炎大鼠脾脏Toll 样受体 2（TLR2）、TRAF6、Faslg 基因表达的差异以及对外周 T 细胞亚群的影响。结果发现佐剂性关节炎模型脾脏 TLR2、TRAF6、Faslg 基因显著高表达，而桂枝芍药知母汤可以显著抑制降低 TLR2、TRAF6、Faslg 三个基因的异常高表达，减少 $CD8^+T$ 细胞，升高 $CD4^+/CD8^+$。另有研究表明，桂枝芍药知母汤可以改善痛风性关节炎大鼠关节肿胀程度，可以明显降低血清中 PGE2、LTB4 的浓度，降低外周 5-HT 含量，并促进模型大鼠关节软组织 TGF-β1、TGF-βR1 表达，从而减轻炎症反应，缓解疼痛；能降低高尿酸血症模型大鼠中血清尿酸 UA、血清肌酐 Cr 以及血清尿素氮 BUN 的含量。

4. 宣痹汤（《温病条辨》）

【组成】防己 15g，杏仁 15g，赤小豆 9g，滑石 15g，薏苡仁 15g，连翘 9g，栀子 9g，半夏 9g，蚕砂 9g。

【服法】水煎服，150mL，2 次 / 日。

【功效】清热除湿。

【应用】本方加减可辨证用于干燥综合征兼见湿热痹阻证候者。

【方解】方中防己苦辛寒，可除经络之湿，通络止痛，故为君药；连翘、栀子助君药清热，杏仁畅上焦之气机，通调水道，赤小豆、薏苡仁淡渗利湿，滑石清热利水，共为臣药；佐以辛温之半夏、蚕砂化湿和胃，兼制上述药物之寒性。诸药合用，共奏通络、祛湿、清热之功用。

【现代研究】研究表明宣痹汤可减少小鼠扭体次数；可减轻二甲苯引起的小鼠耳肿胀程度；可减少胶原诱导型小鼠足肿胀程度，降低 IL-1β、IL-6、TNF-α、IFN-γ 水平，提高 IL-4 表达，降低小鼠脾脏指数，达到抗炎镇痛的作用。另有研究表明宣痹汤能改善佐剂性关节炎大鼠关节肿胀程度，降低关节炎指数和关节病理积分，并能显著降低大鼠滑膜中 VEGF 表达。

5. 独活寄生汤（《备急千金要方》）

【组成】独活 15g，防风 10g，秦艽 10g，细辛 6g，肉桂 10g，桑寄生 10g，杜仲 10g，牛膝 10g，当归 10g，川芎 10g，干地黄 10g，白芍 10g，

人参 10g，茯苓 10g，甘草 6g。

【服法】水煎服，150mL，2 次 / 日。

【功效】补肝肾，祛风湿。

【应用】本方可辨证用于干燥综合征见关节疼痛属肝肾亏虚证者。

【方解】方中重用独活祛风除湿，为君药；臣以防风祛风、细辛除寒湿、秦艽祛风通络、肉桂补肾散寒；桑寄生、牛膝、杜仲补腰肾强筋骨，当归、地黄、白芍、川芎补血和血，人参健脾益气，茯苓淡渗利湿，共为佐药；甘草调和药性为使药。诸药同用，共奏补肝肾、祛风湿之功。

【名家论述】张秉成："此亦肝肾虚而三气乘袭也。故以熟地、牛膝、杜仲、寄生补肝益肾，壮骨强筋，归、芍、川芎和营养血，所谓治风治血，血行风自灭也；参、苓、甘草益气扶脾，又所谓祛邪先补正，正旺则邪自除也；然病因肝肾之虚，其邪乘虚深入，故以独活、细辛之入肾经，能搜伏风，使之外出；桂心能入肝肾血分而祛寒；秦艽、防风为风药卒徒，周行肌表，且又风能胜湿耳。"（《成方便读》）

【现代研究】研究表明本方对二甲苯所致小鼠耳肿胀有明显的抗炎消肿作用；对角叉菜胶及甲醛所致大鼠关节炎有明显的抑制作用；能降低小鼠腹腔毛细血管通透性，其作用强度与剂量成正比；能显著提高小鼠热板法痛阈，减少小鼠酸刺激所致扭体反应次数。按 8g/kg 连续灌肠 7 天，与对照组相比，胸腺重量增加 32.79%，脾重增加 33.56%；16g/kg 组脾重增加 42.34%。本方还能提高小鼠单核巨噬细胞的吞噬能力。本方能明显增加小鼠毛细管管径，增加毛细管开放数，延长肾上腺素引起的血管收缩的潜伏期，对抗肾上腺素引起的毛细管闭合。对家兔以 ADP 诱导的血小板聚集有明显的量效关系。本方能明显增加狗和猫的脑血流量，降低脑血管阻力。

6. 双合汤（《万病回春》）

【组成】当归 10g，半夏 10g，川芎 10g，白芍 10g，生地黄 10g，桃仁 10g，红花 10g，陈皮 10g，白芥子 10g，茯苓 10g，甘草 6g。

【服法】加生姜三片，水煎熟，入竹沥、姜汁同服，150mL，2 次 / 日。

【功效】化痰行瘀。

【应用】本方可用于干燥综合征见关节疼痛属痰瘀痹阻证者，可见关节疼痛、僵硬、变形，有硬结、瘀斑等症。

【方解】方中当归补血活血，半夏辛温化痰，共为君药；白芍、生地黄、川芎、桃仁、红花入血分助当归和血，陈皮、白芥子化痰，同为臣药；佐以淡渗之茯苓健脾利湿；甘草调和药性为使。

【现代研究】研究表明，双合汤能有效改善酒精性股骨头坏死（AOFH）兔的血液流变学指标，能降低 AOFH 兔的全血高切黏度、全血低切黏度、血浆黏度、红细胞聚集指数、红细胞变形指数、卡松黏度、血沉方程 K 值、全血高切还原黏度、全血低切还原黏度、刚性指数，降低血栓素 A2 水平（TXA2），升高前列环素（PGI2），纠正血中 TXA2/PGI2 失衡。另有研究表明双合汤能够降低 AOFH 兔内皮素 –1、丙二醛（MDA）水平，升高一氧化氮（NO）、血清超氧化物歧化酶（SOD）水平；降低 AOFH 兔空骨陷窝率，提高软骨下区血管计数，从而改善 AOFH 兔微循环。

参考文献

[1] 王承德，沈丕安，胡荫奇 . 实用中医风湿病学 [M]. 北京：人民卫生出版社，2009.

[2] 刘维 . 中西医结合风湿免疫病学 [M]. 武汉：华中科技大学出版社，2009.

[3] 王兆铭 . 中国中西医结合实用风湿病学 [M]. 北京：中医古籍出版社，1997.

[4] 高学敏 . 中药学 [M]. 北京：中国中医药出版社，2007.

[5] 谢鸣 . 方剂学 [M]. 北京：人民卫生出版社，2001.

[6] 周仲英 . 中医内科学 [M]. 北京：中国中医药出版社，2007.

[7] 娄玉钤 . 中国痹病大全 [M]. 北京：中国科学技术出版社，1993.

[8] 沈丕安 . 现代中医免疫病学 [M]. 北京：人民卫生出版社，2003.

[9] 唐先平，刘燊仡，胡悦，等 . 胡荫奇风湿病学术经验传薪 [M]. 北京：科学技术文献出版社，2012.

第七章

干燥综合征的护理与调摄

干燥综合征患者的日常护理也尤为重要，在减轻症状、改善生活质量、心理建设方面具有重要意义。

一、对症护理

1. 口干、龋齿护理

口干燥常作为干燥综合征患者的首发症状，因涎腺病变导致唾液缺少，出现口干、舌干等症状，讲话多时需频频饮水，进固体食物时必须伴水送下，半夜饮水，时有口臭，舌痛、舌面干裂、舌乳头萎缩而光滑，口腔黏膜出现溃疡或继发感染，甚至丧失味觉等；同时由于唾液分泌的减少，唾液抗菌的特性减弱，患者会出现多个难以控制发展的龋齿，表现为牙齿变黑，继而小片脱落，最终只残留牙根的情况，这被称为"猖獗齿"。

对于口干燥的患者，应避免使用能抑制唾液腺分泌的抗胆碱能作用药物，如阿托品、山莨菪碱等。平素常用液体湿润口腔是缓解口干燥症状的简便方法，饭后漱口，多饮水，少讲话，用麦冬、枸杞子、甘草等中药泡水喝，咀嚼无糖口香糖或无糖薄荷糖等对刺激唾液腺分泌有一定的作用。

禁烟酒能减少对口腔黏膜的物理刺激，为了防止溃疡、真菌感染等，要常常检查口腔黏膜；已发生口腔溃疡时，可先用生理盐水棉球擦洗局部，用益口液漱口，避免使用龙胆紫，以免加重口腔干燥症状，或以金银花、白菊花、乌梅甘草汤等代替茶水漱口。对口腔继发感染者，可采用5%碳酸氢钠液漱口，制霉菌素等治疗常见的念珠菌感染；对唾液引流不畅发生化脓性腮腺炎者，应及早使用抗生素，避免脓肿形成。

定期行口腔科检查以早期发现猖獗齿先兆症状，及时做牙齿修补或镶牙，防止牙病加重；重度龋齿的患者需保持口腔清洁，注意口腔卫生，每日早晚刷牙，注意刷牙时用软毛刷，动作要轻柔，餐后要用牙签将食物残渣清除，并勤漱口，减少龋齿和口腔继发感染。

2. 眼部护理

泪腺分泌减少导致眼睛干涩、畏光，有摩擦、沙砾、激惹等异物感，泪少，眼易疲劳，视力下降，严重者在伤心或眼部受刺激时没有眼泪。向患者告知正确使用泪液替代液、眼膏的方法，可常用甲基纤维素加生理盐水（人工泪液）滴眼，3次/天，直接改善眼部不适的症状，白天在室内避免阳光直射，睡觉时涂眼膏以缓解泪腺分泌减少引起的不适，或用湿软毛巾轻轻湿敷眼部；外出时带防护眼镜以避免不良刺激，避免使用激素类眼药水，不宜戴隐形眼镜；平素注意用眼卫生，缩短用眼时间，勿长时间看电视、看书、玩电脑，保证充足睡眠，缓解眼肌疲劳，勿用手揉眼等，减少角膜损伤；可使用加湿器改善周围环境湿度。

3. 皮肤护理

当皮肤汗腺萎缩时，会导致皮肤干燥无华、瘙痒难忍，在搔抓时易导致外伤，并由于反复搔抓刺激，局部组织肥厚，色素沉着而出现苔藓化。部分干燥综合征患者有雷诺现象，主要是由于局部血管炎病变，出现紫癜样皮疹等，见于下肢，为米粒大小、边界清楚的红丘疹，分批出现，可自行消退而遗有褐色色素沉着。

以棉布为主的衣服、被褥宽松柔软，可以减轻对皮肤的摩擦，且宜经常更换。对于汗腺受累引起皮肤干燥明显的患者，冬季应减少洗澡次数，且水温要合适，沐浴时要少用或不用碱性肥皂，选用中性肥皂，给予温和的润肤剂涂抹，避免使用刺激性化妆品。减少用手抓挠皮肤的次数，避免跌碰、揉搓皮肤，预防出血，观察有无新鲜出血点。已有皮损者应及时就诊，根据情况予以清创换药，如遇感染可使用抗生素。

4. 呼吸道护理

由于患者气管黏膜干燥，会出现鼻腔干燥、咽部干燥、声音嘶哑、无痰或痰不易咳出，这很容易引起呼吸道感染，或感染加重不易恢复。保持室内湿度在50%～60%，温度在18～21℃，可以缓解呼吸道黏膜干燥所致的干咳症状，并预防感染。对已有痰液、黏稠难以咳出的患者，可做超声雾化吸入，保持呼吸道及口腔黏膜湿润，若合并感染，雾化液内可加入抗生素和α糜蛋白酶，以控制感染、促进排痰。鼻腔干燥者禁挖鼻腔，防止损伤，可用生理盐水滴鼻，禁用含油剂滴鼻液，以免引起吸入性肺炎。

5. 关节、肌肉疼痛护理

干燥综合征患者关节疼痛较为常见，多为一过性，一般无关节肿胀、破坏、畸形，部分出现肌痛、肌无力表现，但血清肌酶升高者少见。护理上应指导患者放松精神，卧床休息，减少活动或适当活动，置关节于功能位，避免受压，积极协助其生活所需，待疼痛好转时可采取局部热敷、按摩、红外线照射、针灸等方法缓解痉挛，减轻疼痛。

6. 肾脏损害、肝脏损害护理

肝脏因其上皮细胞与泪腺、唾液腺等有类似之处，也可成为自身抗体的靶器官。干燥综合征患者肝损害临床症状可见腹胀、黄疸、腹水、乏力、纳差等，肝脾大，也可以在体检时发现肝功能异常，谷草转氨酶、谷丙转氨酶、碱性磷酸酶、谷氨酸转肽酶和总胆红素、直接胆红素升高等。除对症治疗外，可给予患者富含维生素及蛋白质的食物，避免劳累，保证足够的睡眠，保持乐观的情绪，避免使用有损肝功能的药物，同时观察有无消化道出血等并发症的发生。

干燥综合征患者常并发肾损害，以肾小管间质损害、远曲肾小管功能障碍为主，出现低钾、低钠、低钙及高氮血症、肾小管酸中毒、周期性麻痹等。对此类患者应注意观察有无肢体乏力、厌食、恶心、心悸、气短及有无尿频、尿急、尿痛、夜尿增多等症状，肾小管酸中毒严重者需卧床休息，准确记录出入量及日夜尿量，并予以高热量、高蛋白质、多种维生素的清淡饮食。病室应保持适宜的温湿度，定时通风换气，在进行各种护理操作过程中，既要严格按照无菌操作进行，同时应注意患者保暖，密切观察患者神志、体温、脉搏、呼吸、血压、大小便及用药后的反应，监测血钾、血钙，既可提示疾病进展，又利于发现异常情况，为治疗提供可靠的依据。

7. 性生活护理

由于外分泌受损，阴道分泌液减少，干燥综合征患者常有阴道干燥瘙痒、性交灼痛、性交困难等症状，而患者往往难以启齿，独自忍受。向患者讲解有关的性知识，注意阴部卫生，可在性生活时使用润滑剂，如甘油水溶液、生理盐水，忌用凡士林非水溶性的油脂，以免引起感染。

二、诊疗操作、用药护理和出院指导

由于本病诊断未明确前，常需行唾液流量、泪液分泌量及唇腺活检等检查，在操作前做好解释，缓解患者紧张、害怕等情绪，引导患者配合良好。唇腺活检后用冰袋置唇外以减少疼痛，进食温凉流质饮食，待张口疼痛能忍时进食普通饮食。

在用药时，向患者充分告知不同药物的名称、药理作用、服用方法、剂量、副作用等，嘱其按时、按量服用，遵医嘱行为，育龄女性服药期间应避孕。对部分恐惧使用免疫抑制剂、激素类药物的患者，对其分析使用免疫抑制剂及糖皮质激素对本病治疗的利与弊，衡量轻重，消除顾虑，尤其是服用激素的患者，激素的使用必须遵医嘱，患者或家属不可随意停药或减量，以免病情反跳。在服用药物的治疗过程中可能出现不良反应，如消化道溃疡、口腔溃疡、骨髓抑制、骨质疏松、肝肾功能损害、电解质紊乱等，要注意监测血糖、血压、电解质、肝肾功能、血尿常规等，部分需要静滴环磷酰胺的患者，在治疗后要多饮水，量宜大于2000mL/d（肾功能受损水肿者除外），还应注意观察口腔黏膜的改变，有无呕血、黑便等消化道出血症状。服用非甾体类抗炎药如常用的布洛芬、洛索洛芬钠、塞来昔布等，可能会引起胃黏膜损伤，出现恶心、呕吐等胃肠道不良反应，应嘱饭后服用，必要时同服硫酸铝、雷尼替丁等胃黏膜保护剂或 H_2 受体拮抗剂，对于长期使用该药者，还应注意出现肝肾毒性、抗凝作用及皮疹的可能，应注意观察，及早发现处理。

正是由于干燥综合征慢性、反复、长期治疗的特点，病情控制后需用药物维持防止疾病的复发，所以患者出院后必须严格按医嘱正确用药，不得随意停用、更改药物种类、剂量和使用方法，尤其是激素类药物。出院前让患者及家属了解疾病的相关知识，学会观察药物的不良反应，定期门诊复诊，出现不适症状如发热、精神异常、高血压、感染、上腹痛或便血、血尿等情况时应及时随诊。

三、心理护理

由于干燥综合征是一种慢性的自身免疫性疾病，病程持久，治疗过程长，见效慢，期间的并发症状如眼干、欲哭无泪、口干、关节疼痛等，又严重影响患者的生活质量，加上常缺乏该病的基本知识，患者及家属往往情绪低落，易产生焦虑、悲观情绪。有研究指出，本病患者的焦虑与抑郁的发生率明显高于正常人群，而神经内分泌轴（肾上腺、性腺及甲状腺轴）功能相对低下可以解释部分干燥综合征患者出现的情绪障碍。本病患者最常见的是忧郁的特质、歇斯底里和抑郁症倾向，可能说明其带有人格改变，易发生焦虑、抑郁等心理障碍。

因此在做好基础护理的同时，向患者及家属详细介绍疾病相关知识，采取打比方、举相似病例的方法等通俗易懂的方式，消除患者陌生恐惧心理，嘱其严格遵医嘱用药，定期复查是完全可以控制的，让患者有直接认识，帮助其树立战胜疾病的信心；常耐心与患者交流，做好患者及家属的心理辅导，也有助于改善其忧虑情绪，消除悲观心理和精神负担，以积极态度对待疾病。稳定积极向上的心理状态对于免疫系统疾病患者来说，比药物和其他治疗手段更具意义。此外对患者进行健康教育也十分重要，倡导健康的生活和学习自我护理是提高患者生活质量的重要因素之一。

四、饮食指导

中华民族具有重视饮食养生的文化传统，有"民以食为天，食以养为先"的说法。"药食同源""医食同源"不仅是中医食疗和药膳学的理论基础，更体现了其发展的悠久历史。早在周代，我国宫廷内就设有"食医"，以后历代相沿，到元世祖忽必烈时，在皇宫里专设"掌饮膳太医四人"，元代的饮膳太医忽思慧所著的《饮膳正要》是我国第一部营养学专著，具有重要意义。对干燥综合征患者进行合适的饮食指导，有助于临床症状的缓解，也能为延缓病情的发展起到一定作用。

干燥综合征属于中医学"燥证"范畴，证候表现以内燥为主，也有外燥表现，多因内热津伤或久病精血内亏，或失血过多，或汗、吐、下后伤津液所致，特点是阴津亏虚为本，燥热火气为标，从而表现为两目、口腔、皮肤、阴道等的燥热津伤之象。由于已有体内津液不足、阴液亏虚的病机，又因胃液分泌减少，胃阴亏虚，患者食欲明显减弱或产生慢性萎缩性胃炎等。因此在进补时，不宜吃鹿茸、肉桂、羊肉等温热、性燥的食物，也忌辛辣、香燥、温热的食物，如酒、茶、咖啡、各类油炸食物，以及姜、葱、蒜、辣椒、胡椒、花椒、茴香等，并严禁吸烟，防止助热助燥，伤阴伤津，加重体内阴液不足的情况，加重病情及症状。

中医护理干燥综合征饮食措施偏于甘凉滋润，以滋阴为主，改善体内阴阳失衡。平素多吃滋阴清热生津的食物，如丝瓜、黄瓜、芹菜、鲜藕、豆豉、红梗菜、黄花菜、枸杞头、鲫鱼、甲鱼等清凉食物，水果如西瓜、甜橙、鲜梨等，也可甘寒生津，总之食物要新鲜，荤素搭配，少食多餐，饮食以适合口味为宜，并保证充足的营养；口舌干燥者可以常含话梅、藏青果等，或常饮酸梅汁、柠檬汁等生津解渴饮料，保证每日足够的水分摄入非常重要，一天的补水量应达到2000～2400mL；或采用白菊花、麦冬、枸杞子、甘草等中药代茶饮。选用中药代茶饮需注意，中药饮片要去杂质、去尘，保证饮片的干净卫生，在器具上选择带盖大口杯（最好是大口保温杯），沸水泡药10～30分钟即可代茶饮，每日1剂，多次泡服至无味为止。具体选择何种中药需咨询医师，应以中医辨证施治为基础，与辨病相结合，只有证药相符，才能取得满意效果；其次，过大的块状中药饮片较难泡出有效成分，需捣碎泡服。代茶饮的中药药味往往较少，药力弱，不能作为对重症、急症的治疗措施。

附：《本草纲目》中常见食物性味功效

1. 梨

【集解】〔时珍曰〕梨树高二三丈，尖叶光腻有细齿，二月开白花如雪六出。上巳无风则结实必佳。故古语云：上巳有风梨有蠹，中秋无月蚌无胎……梨有青、黄、红、紫四色。乳梨，即雪梨；鹅梨，即绵梨；消梨，即香水梨也。俱为上品，可以治病……其他青皮、早谷、半斤、沙糜诸梨，皆粗涩不堪，只可蒸煮及切烘为脯尔。一种醋梨，易水煮熟，则甜美不损人也。

【气味】甘、微酸，寒，无毒。多食令人寒中萎困。金疮、乳妇、血虚者，尤不可食。〔志曰〕《别本》云：梨，甘寒，多食成冷痢。桑梨：生食冷中，不益人。

【主治】热嗽，止渴。切片贴汤火伤，止痛不烂（苏恭）。治客热，中风不语，治伤寒热发，解丹石热气、惊邪，利大小便（《开宝本草》）。除贼风，止心烦气喘热狂。作浆，吐风痰（大明）。猝喑风不语者，生捣汁频服。胸中痞塞热结者，宜多食之（孟诜）。润肺凉心，消痰降火，解疮毒、酒毒（时珍）。

【附方】

消渴饮水：用香水梨，或鹅梨，或江南雪梨皆可，取汁以蜜汤熬成瓶收。无时以热水或冷水调服，愈乃止。（《普济方》）

猝得咳嗽：〔颂曰〕崔元亮《海上方》：用好梨去核，捣汁一碗，入椒四十粒，煎一沸去滓，纳黑饧一大两，消讫，细细含咽立定。〔诜曰〕用梨一颗，刺五十孔，每孔纳椒一粒，面裹灰火煨熟，停冷去椒食之。又方：去核纳酥、蜜，面裹烧熟，冷食。又方：切片，酥煎食之。又方：捣汁一升，入酥、蜜各一两，地黄汁一升，煎成含咽。凡治嗽，须喘急定时冷食之。若热食反伤肺，令嗽更剧，不可救也。若反，可作羊肉汤饼饱食之，即佳。

小儿风热，昏懵躁闷，不能食：用消梨三枚切破，以水二升，煮取汁一升，入粳米一合，煮粥食之。（《太平圣惠方》）

赤目胬肉，日夜痛者：取好梨一颗捣绞汁，以绵裹黄连片一钱浸汁，仰卧点之。（《本草图经》）

赤眼肿痛：鹅梨一枚捣汁，黄连末半两，腻粉一字，和匀绵裹浸梨汁中，日日点之。（《太平圣惠方》）

反胃转食，药物不下：用大雪梨一个，以丁香十五粒刺入梨内，湿纸包四五重，煨熟食之。

2. 芝麻

【集解】〔时珍曰〕胡麻即脂麻也。有迟、早二种，黑、白、赤三色，其茎皆方。秋开白花，亦有带紫艳者。节节结角，长者寸许。有四棱、六棱者，房小而子少；七棱、八棱者，房大而子多，皆随土地肥瘠而然。苏恭以四棱为胡麻，八棱为巨胜，正谓其房胜巨大也。其茎高者三四尺，有一茎独上者，角缠而子少；有开枝四散者，角繁而子多，皆因苗之稀稠而然也。

【气味】甘，平，无毒。〔士良曰〕初食利大小肠，久食即否，去陈留新。《镜源》曰：巨胜可煮丹砂。

【主治】伤中虚赢，补五内，益气力，长肌肉，填髓脑。久服，轻身不老（《本经》）。坚筋骨，明耳目，耐饥渴，延年。疗金疮，止痛，及伤寒温疟大吐后，虚热赢困（《别录》）。补中益气，润养五脏，补肺气，止心惊，利大小肠，耐寒暑，逐风湿气、游风、头风，治劳气，产后赢困，催生落胞。细研涂发令长。白蜜蒸饵，治百病（《日华》）。炒食，不生风。病风人久食，则步履端正，语言不謇（李廷飞）。生嚼涂小儿头疮，煎汤浴恶疮、妇人阴疮，大效（苏恭）。

3. 莲藕

【集解】〔时珍曰〕莲藕，荆、扬、豫、益诸处湖泽陂池皆有之。以莲子种者生迟，藕芽种者最易发。其芽穿泥成白蒻，即蔤也。长者至丈余，五六月嫩时，没水取之，可作蔬茹，俗呼藕丝菜。节生二茎：一为藕荷，其叶贴水，其下旁行生藕也；一为芰荷，其叶出水，其旁茎生花也。其叶清明后生。六七月开花，花有红、白、粉红三色。花心有黄须，蕊长寸余，须内即莲也。花褪莲房成菂，菂在房如蜂子在窠之状。六七月采嫩者，生食脆美。至秋房枯子黑，其坚如石，谓之石莲子。八九月收之，斫去黑壳，货之四方，谓之莲肉。冬月至春掘藕食之，藕白有孔有丝，大者如肱臂，长六七尺，凡五六节。大抵野生及红花者，莲多藕劣；种植及白花者，莲少藕佳也。其花白者香，红者艳，千叶者不结实。别有合欢（并头者），有夜舒荷（夜布昼卷）、睡莲（花夜入水）、金莲（花黄）、碧莲（花碧）、绣莲（花如绣），皆是异种，故不述。《相感志》云：荷梗塞穴鼠自去，煎汤洗镶垢自新。物性然也。

莲实

【气味】甘。〔时珍曰〕嫩菂性平，石莲性温。得茯苓、山药、白术、枸杞子良。〔诜曰〕生食过多，微动冷气胀人。蒸食甚良。大便燥涩者，不可食。

【主治】补中养神，益气力，除百疾。久服，轻身耐老，不饥延年。主五脏不足，伤中，益十二经脉血气（孟诜）。止渴去热，安心止痢，治腰痛及泄精。多食令人欢喜（大明）。交心肾，浓肠胃，固精气，强筋骨，补虚损，利耳目，除寒湿，止脾泄久痢，赤白浊，女人带下崩中诸血病（时珍）。捣碎和米作粥饭食，轻身益气，令人强健。

【附方】

服食不饥：〔诜曰〕石莲肉蒸熟去心，为末，炼蜜丸梧桐子大。日服三十丸。此仙家方也。

补虚益损：水芝丹，用莲实半升，酒浸二宿，以牙猪肚一个洗净，入莲在内，缝定煮熟，取出晒干为末，酒煮米糊丸梧桐子大。每服五十丸，食前温酒送下。

小便频数，下焦真气虚弱者：用上方，醋糊丸，服。

心虚赤浊：莲子六一汤，用石莲肉六两，炙甘草一两，为末。每服一钱，灯心汤下。（《直指方》）

眼赤作痛：莲实（去皮研末）一盏，粳米半升，以水煮粥，常食。（《普济方》）

小儿热渴：莲实二十枚（炒），浮萍二钱半，生姜少许，水煎，分三服。（《圣济总录》）

反胃吐食：石莲肉为末，入少肉豆蔻末，米汤调服之。（《直指方》）

4.蜂蜜

【集解】〔时珍曰〕陈藏器所谓灵雀者，小鸟也。一名蜜母，黑色。正月则至岩石间寻求安处，群蜂随之也。南方有之。

【气味】甘，平，无毒……〔时珍曰〕蜂蜜生凉熟温，不冷不燥，得中和之气，故十二脏腑之病，罔不宜之。但多食亦生湿热虫䘌，小儿尤当戒之。

【主治】心腹邪气，诸惊痫痓，安五脏诸不足，益气补中，止痛解毒，除众病，和百药。久服，强志轻身，不饥不老，延年神仙（《神农本草经》）。养脾气，除心烦，饮食不下，止肠澼，肌中疼痛，口疮，明耳目（《名医别录》）。牙齿疳䘌，唇口疮，目肤赤障，杀虫（藏器）。治卒心痛及赤白痢，水作蜜浆，顿服一碗止；或以姜汁同蜜各一合，水和顿服。常服，面如花红（甄权）。治心腹血刺痛，及赤白痢，同生地黄汁各一匙服，即下（孟诜）。同薤白捣，涂汤火伤，即时痛止（寇宗奭）。用白蜜涂上，竹膜贴之，日三。和营卫，润脏腑，通三焦，调脾胃（时珍）。

【附方】

大便不通：张仲景《伤寒论》云：阳明病，自汗，小便反利，大便硬者，津液内竭也，蜜煎导之。用蜜二合，铜器中微火煎之，候凝如饴状，至可丸，乘热捻作挺令头锐，大如指，长寸半许。候冷即硬，纳便道中，少顷即通也。一法：加皂角、细辛（为末）少许，尤速。

产后口渴：用炼过蜜，不计多少，熟水调服，即止。（《产书》）

痘疹作痒：难忍，抓成疮及疤，欲落不落。百花膏：用上等石蜜，不拘多少，汤和，时时以翎刷之。其疮易落，自无瘢痕。（《全幼心鉴》）

瘾疹瘙痒：白蜜不以多少，好酒调下，有效。（《太平圣惠方》）

口中生疮：蜜浸大青叶含之。（《药性论》）

参考文献

[1] 黄晓萍. 干燥综合征患者的临床护理 [J]. 现代实用医, 2006, 18（12）: 920-921.

[2] 孙祥云, 秦红艳, 王艳. 浅谈干燥综合征患者的护理 [J]. 黑龙江医学, 2002, 26（5）: 378-379.

[3] 覃桂玲. 系统性红斑狼疮的管理现状 [J]. 当代护士, 2012, 5:

13-14.

[4] 傅伟霞，涂文婷．干燥综合征患者的护理 [J]．护理与康复，2005，4（6）：442-443．

[5] 陈秀娥．干燥综合征的护理 [J]．现代医药卫生，2006，22（9）：1379-1380．

[6] 田佩华，王菊美．干燥综合征的中西医结合护理体会 [J]．河北中医，2009，31（8）：1254-1255．

[6] 陈红，马玲，方进博．103 例原发性干燥综合征的临床护理 [J]．西部医学，2004，16（1）：96-97．

[7] 王云凤，程昆．原发性干燥综合征的临床观察及护理 [J]．齐鲁护理杂志，2002，8（12）：900-901．

[8] 傅静．跨文化护理理论对临终关怀实践的启示 [J]．护士进修杂志，2006，10（21）：10．

[9] 季坚，耿青．护理教育中培养学生文化护理能力的思考 [J]．家庭护士，2007，5（5）：77-79．

[10] 任芳，钟际玲，孙小红．干燥综合征的护理及健康教育 [J]．当代护士，2010，05：66-67．

[11] 黄绥心，何淼泉，吴启富，等．中药治疗干燥综合征用药特点探析 [J]．中华中医药学刊，2014，32（2）：240-242．

[12] 徐敏．干燥综合征患者的健康教育 [J]．南方护理学报，2005，12（3）：69-70．

[13] 忽思慧．饮膳正要 [M]．北京：人民卫生出版社，1986．

[14] 张鸿湘．干燥综合征的观察与护理 [J]．中国误诊学杂志，2007，7（20）：4842-4843．

[15] 汪美玲，刘卓．健康教育应用于干燥综合征的护理体会 [J]．现代保健，2006，3（9）：135．

第八章

医案医话

第一节　古代医家医案医话

1.《柳选四家医案·静香楼医案·下卷》

热伤津液，脉细口干，难治。

芦根、知母、川斛、蔗浆、细生地、麦冬、甘草、梨汁。

柳宝诒按：此存阴泄热之正法，所云难治，想因脉细之故。

2.《南雅堂医案·卷七》

深秋风热过盛，偏亢之邪，伤及气分，法以辛凉甘润为主。

枇杷叶二钱，玉竹二钱，麦门冬三钱，薄荷八分，冬桑叶一钱五分，生甘草一钱，沙参二钱。

3.《南雅堂医案·卷七》

气分燥热，脉形右大兼数，拟用辛凉清上。

冬桑叶二钱，象贝母三钱，杏仁二钱，香豉一钱，沙参一钱五分，山栀皮一钱五分（炒黑）。

4.《南雅堂医案·卷七》

津液被劫，阴不上承，口渴而不知饥，心中烦热，脉形虚数，舌红，宜用炙甘草汤，去桂。

炙甘草二钱，麦门冬二钱，阿胶二钱，人参一钱，生地八钱，麻仁二钱，大枣四枚。

5.《南雅堂医案·卷七》

厥回脉续，两足筋渐舒，晨指上螺纹亦还，邪势略已减轻，然四肢尚觉微冷，恶热，口渴不止，呕泻时作，热毒邪势犹盛，必得肢和呕平庶可无虑。

飞滑石三钱，西瓜翠衣一两，白茯苓三钱，陈皮八分（去白），大腹皮三钱，川石斛五钱，猪苓二钱，泽泻二钱，淡竹茹一两，枇杷叶五片（拭去毛），川连六分（吴茱萸拌炒）。

6.《南雅堂医案·卷七》

口干烦渴不止，小便黄赤，内热未清，法宜利小便，拟用四苓导赤合剂。

生地二钱，麦门冬二钱，人参二钱，泽泻三钱，猪苓二钱，炒白术二钱，赤茯苓二钱，木通一钱，甘草一钱。

7.《南雅堂医案·卷五》

热邪伤阴，风阳内炽，宜清热存阴为主。

大生地四钱，麦门冬三钱，生白芍二钱，玄参二钱，粉牡丹皮二钱，竹叶心三钱。

8.《南雅堂医案·卷五》

脉来稍静，神气略清，但风阳未息，五液早已耗伤，宜育阴滋液以救内焚，拟主以甘寒之剂，冀得津液来复，始有转机之望。

鲜生地三钱，川石斛三钱，阿胶二钱，人参二钱，天门冬三钱，左牡蛎三钱。

9.《南雅堂医案·卷五》

内损已久，继以暴邪，加以厥阴误进刚剂，津液被劫尤甚，阳气内风益炽，真阴已竭，症属难治。

大熟地四钱（焙成炭），生白芍二钱，白茯神三钱，远志二钱，灵磁石三钱，宣木瓜二钱。

10.《丹溪治法心要·卷三》

一孕妇当盛夏渴思水，与四物汤加黄芩、陈皮、生甘草、木通。数帖愈。

11.《卫生宝鉴·卷十二》

顺德安抚张耘夫，年四十五岁，病消渴，舌上赤裂，饮水无度，小便数多。先师以此药（生津甘露饮，编者注）治之，旬日良愈。古人云：消渴多传疮疡，以成不救之疾。既效，亦不传疮疡，享年七十五岁，终。

生津甘露饮：治膈消大渴，饮水无度，舌上赤涩，上下齿皆麻，舌根强硬肿痛，食不下，腹时胀满疼痛，浑身色黄，目白睛黄，甚则四肢瘦弱无力，面尘脱色，胁下急痛，善嚏善怒，健忘，臀部腰背疼寒，两足冷甚。

人参、栀子、炙甘草、酒洗知母、姜黄、升麻各二钱，白芷、白豆蔻、荜澄茄、甘草各一钱，白葵、兰香、当归、麦门冬各半钱，黄柏（酒拌）、石膏各二钱半（一方石膏用一两一钱），连翘一钱，杏仁一钱半，木香、黄连、柴胡各三分，桔梗三钱，全蝎一个，藿香二分。上为末，汤浸蒸饼和成剂，捻作饼子，晒半干，杵筛如米大，食后每服二钱，抄在掌内，以舌舐之，随津咽下，或白汤少许送亦可。此治制之缓也，不惟不成中满，亦不传疮疡下消矣。

论曰：消之为病，燥热之气盛也。《内经》云：热淫所胜，佐以甘苦，以甘泻之。热则伤气，气伤则无润，折热补气，非甘寒之剂不能，故以石膏、甘草之甘寒为君。启玄子云，滋水之源，以镇阳光。故以黄连、黄柏、栀子、知母之苦寒泻热补水为臣。以当归、麦门冬、杏仁、全蝎、连翘、白芷、白葵、兰香甘辛寒，和血燥润为佐。以升麻、柴胡苦平，行阳明少阳二经。白豆蔻、木香、藿香、荜澄茄反佐以取之。因用桔梗为舟楫，使浮而不下也。东垣先生尝谓予曰：洁古老人有云，能食而渴者，白虎倍加人参，大作汤剂多服之；不能食而渴者，钱氏白术散，倍加葛根，大作汤剂广服之。

12.《医贯·卷之六》

不肖体素丰，多火善渴，虽盛寒，床头必置茗碗，或一夕尽数瓯。又时苦喘急。质之先生，为言此属郁火证，常令服茱连丸，无恙也……四明弟子徐阳泰顿首书状。

13.《医贯·卷之六》

有渴甚者，每发时饮汤不绝，必得五六大壶方可。余以六味丸一料，内肉桂一两，水十碗，作四砂锅，煎五六碗，以水探冷，连进代茶，遂熟睡渴止而热愈。

14.《医贯·卷之四》

又有一等，病渴急欲饮水，但饮下不安，少顷即吐出。吐出片刻，复欲水饮。至于药食，毫不能下。此是阴盛格阳，肾经伤寒之证也。予反复思之，用仲景之白通汤，加人尿、胆汁，热药冷探之法，一服稍解，三服全瘳。其在男子间有之，女子多有此证。

15.《叶氏医案存真·卷二》

脉虚数，喉干舌燥欲咳，乃阴亏于下，燥烁于上，非客病也。

生地、熟地、天冬、麦冬、扁豆。

16.《未刻本叶氏医案·方案》

阴亏气热渴饮。

竹叶心、石膏、麦冬、鲜生地、知母、灯心。

17.《叶天士晚年方案真本·杂症》

郁，三十八岁。秋暑暴热，烁津损液，消渴再灼，阴不承载于上。金水同乃子母生。

方：人参、鲜生地、麦冬、柏子仁、知母、青甘蔗汁。

18.《临证指南医案·卷五》

张。脉数虚，舌红口渴，上颚干涸，腹热不饥。此津液被劫，阴不上承，心下温温液液。用炙甘草汤。

炙甘草、阿胶、生地、麦冬、人参、麻仁。

19.《眉寿堂方案选存·卷上》

瘅疟邪在肺，口渴，骨节烦疼。

桂枝白虎汤。

20.《未刻本叶氏医案·方案》

左脉数，渴饮晡热，脏阴失守，阳浮外泄，虚损致此，最不相宜。恐夏天泄越，阴愈耗也。

熟地、真阿胶、元武板、天冬、鸡子黄、女贞子。

21.《叶天士晚年方案真本·杂症》

王，脉虚数，倏寒热，口渴思饮，营卫失和，阳明津损。初因必夹温邪，不受姜、桂辛温。有年衰体，宜保胃口，攻伐非养老汤液也。

沙参、花粉、玉竹、甘草、桑叶、甜杏仁、元米。

22.《临证指南医案·卷五》

吴。湿邪中伤之后，脾胃不醒，不饥口渴。议清养胃津为稳。

鲜省头草、知母、川斛、苡仁、炒麦冬。

23.《叶氏医案存真·卷二》

久热五液全耗，阴伤非谬，频渴安受梨蔗。晡起寒热，倏然而至，验及舌色绛赤，显然由脏络之空隙，致阴反交恋其阳。按经义从不交合，难易速功，肝肾病必累及跷、维所致。

人参、茯神、女贞子、天冬肉、炙草、知母、鹿角胶、元武板、旱莲草、炒枸杞、炒当归。

24.《叶氏医案存真·卷二》

脉细数舌绛，烦渴时热，病九日，邪气稍衰，正气已亏，不宜再作有余治。

鲜生地、阿胶、元参、麦冬、知母、麻仁。

25.《种福堂公选良方》

吴。辛泄太过，肺胃津伤，咽喉干涸，出纳气阻。盖肺为出气之脏，姑进滋养上焦，以充化源。

生鸡子白、玉竹、麦冬、甜杏仁、生甘草。

26.《临证指南医案·卷五》

马。少阴伏邪，津液不腾，喉燥舌黑，不喜饮水。法当清解血中伏气，莫使液涸。

犀角、生地、丹皮、竹叶、元参、连翘。

27.《柳宝诒医案·卷四》

毛。阴虚则内热，木郁则生火。内热，口渴，心烦，水不涵木之象。用清阴潜阳。

小生地、西洋参、归身、白芍、玉竹、白薇、左牡蛎、青龙齿、刺蒺藜、牡丹皮、黑山栀、茯神、灯草心。

28.《碎玉篇·上卷》

伏暑伤津，口渴，当生胃津。

竹叶、川贝、知母、生甘草、蔗浆、麦冬。

29《碎玉篇·上卷》

脉虚，舌色灰白，暮夜渴饮，阴亏劳倦，津液受伤，当与甘药。

沙参、麦冬、竹叶、生甘草、鲜生地。

30.《碎玉篇·上卷》

午后微热口渴，用玉女煎。

竹叶、鲜生地、知母、白芍、生甘草、生石膏。

31.《医学衷中参西录·头部病门》

天津崔某，年三十四岁。患眼干，间有时作疼。

病因：向因外感之热传入阳明之腑，服药多甘寒之品，致外感之邪未净，痼闭胃中永不消散，其热上冲遂发为眼疾。

证候：两目干涩，有时目睛胀疼，渐至视物昏花，心中时常发热，二便皆不通顺，其脉左右皆有力，而右关重按有洪实之象，屡次服药已近两年，仍不少愈。

诊断：凡外感之热传里，最忌但用甘寒滞腻之药，痼闭其外感之邪不能尽去，是以陆九芝谓如此治法，其病当时虽愈，后恒变痨瘵。此证因其禀赋强壮，是以未变痨瘵而发为眼疾，医者不知清其外感之余热，而泛以眼疾之药治之，是以历久不愈也。愚有自制离中丹，再佐以清热托表之品，以引久蕴之邪热外出，眼疾当愈。

处方：离中丹一两，鲜芦根五钱，鲜茅根五钱。药共三味，将后二味煎汤三杯，分三次温服，每次服离中丹三钱强，为一日之量，若二种鲜根但有一种者，可倍作一两，用之。

效果：将药如法服之，至第三日因心中不发热，将离中丹减半，又服数日，眼之干涩疼胀皆愈，二便亦顺利。

32.《医学衷中参西录·白术解》

尝治一少年，咽喉常常发干，饮水连连，不能解渴。诊其脉微弱迟濡，当系脾胃湿寒，不能健运，以致气化不升也。投以四君子汤，加干姜、桂枝尖，方中白术重用两许，一剂而渴止矣。

33.《药盦医案全集·卷一》

钱左，一月十日。

舌绛如血，苔黄，甚渴引饮。感寒化火故如此。

鲜生地三钱，竹叶十片，葛根六分，淡芩八分，枳实八分，生石膏一钱五分，川连二分，猪苓三钱，方通八分。

第二节 现代名家医案医话

1.《祝谌予临床经验辑要》

郑某，女，45岁，工人。1992年7月30日初诊。

主诉：口、眼干燥3年。

患者3年来口干咽痒，唾液少，周期性口腔溃疡。干涩无泪，阴道干涩，逐渐加重，本院免疫内科诊断干燥综合征，间断服中西药治疗症状不缓解。

现症：口腔干燥，舌干痛，咽痒，咽干食困难。皮肤瘙痒，阴道干涩，无白带，性交时出血。大便干燥，需服通便药物。头昏纳差，腰酸耳鸣，月经提前1周，10～15天干净。舌红苔白，乏津，脉细弦。

辨证立法：气阴两伤，肝肾精亏，虚火上炎，治宜益气养阴，补益肝肾，清热润燥。方用补中益气汤合增液汤加减。

处方：生黄芪30g，党参10g，白术10g，升麻5g，柴胡10g，当归10g，生地黄15g，麦冬10g，玄参20g，生蒲黄10g，蒲公英20g，黄芩10g，黄连5g，知母10g，黄柏10g，生甘草6g。14剂。

二诊：药后头昏纳差好转，口腔未溃疡，大便通畅，但脘腹胀闷，仍口眼干燥，皮肤瘙痒，阴道干涩。舌淡红，苔白，脉沉细。守方去生地黄、麦冬、玄参、黄芩、黄连、生蒲黄、蒲公英，加枸杞10g，天花粉20g，白蒺藜15g，地肤子15g。再服14剂。

三诊：口干、皮肤瘙痒均减轻，阴道有少量津液能润，大便通畅，仍眼干涩，咽痒，舌痛。易方用圣愈汤加味。

处方：党参10g，生黄芪30g，当归10g，白芍20g，生地黄、熟地黄各10g，川芎10g，白术15g，续断15g，女贞子10g，枸杞子10g，菊花10g，白蒺藜10g，地肤子15g。

四诊：口干减轻许多，有少量唾液，阴道不干。仍目干涩不适，治用一贯煎加味。

处方：枸杞子10g，生地黄15g，白芍15g，沙参15g，麦冬10g，川楝子10g，柴胡10g，升麻10g，菊花10g，五味子10g，生山楂15g，益母草20g。

五诊：药后目干涩减轻，口干不明显，原方加制首乌、女贞子、天花粉、生黄芪等配制蜜丸常服，以资巩固。

2. 国医大师何任传承工作室

黄某，女，60岁，杭州退休工人。2002年11月25日初诊。

主诉：关节疼痛近1年，伴口干眼干4个月。

现病史：2001年11月，感受风寒而致关节疼痛，晨起僵硬。于当地医院诊为"风湿性关节炎"，经抗炎激素等治疗情况稍有好转。2002年8月，开始出现明显眼干，口干，并有便秘等症状，于杭州某医院唇腺活检，病理结果结合临床表现，考虑诊断为"干燥综合征"，给予中西医结合治疗，症状好转。2002年10月患者因受凉后病情加重，以四肢关节僵硬、肿胀疼痛为主，并出现严重口咽干，唾液分泌减少，不能进食干性食物，大便一周一行而来我院治疗。现症：无发热，感觉饮食言语均少津液润泽口腔，目干，不能摄入固体干燥食物，大便秘结，周身关节肌肉疼痛，膝关节及踝关节肿胀疼痛，活动障碍。

既往史：患者既往有乙肝大三阳，三十年前曾患有阑尾炎而手术。有饮酒史30年，每天一瓶啤酒。否认高血压、糖尿病等病史，家族中无其他类似病人。

诊查：左侧腮腺肿大明显。舌质红，舌面开裂少苔，脉细数。

诊断：燥痹，证属阴液不足、虚火内扰。

治法：养阴生津，清热解毒。

处方：玄参15g，麦冬15g，玉竹15g，鲜芦根30g，知母15g，天花粉15g，干地黄30g，乌梅10g，连翘15g，霍山石斛10g，金银花30g。另：左归丸2瓶，每次9g分服。

上方治疗之后，患者口干舌燥明显减轻，饮食得进，半月后唯关节疼痛红肿仍具，上方给予天冬、生甘草等加减治疗。

二诊：2003年3月29日。按上方服药三个月后患者症状完全消失，大便日一行，胃纳可，口中津液充沛，四肢关节肿痛亦随之消散。然近一月来，患者自行停药，并在感风寒，后病情反复。查：抗SSA(+),RF(+)，ESR108.6mm/h。口干少津液，舌红苔少脉细数。治宜益气养阴。

处方：玄参15g，麦冬15g，玉竹15g，天冬20g，知母15g，天花粉15g，生地黄30g，乌梅10g，五味子10g，霍山石斛10g，西洋参3g，生甘草10g，北沙参10g。

三诊：2003年4月12日。上药进14剂后，口干舌燥尚见，并有耳闭不通，左耳聋，舌裂少苔，盗汗，为阴液虚涸，通达无权，宜滋益润养并利窍。

处方：玄参15g，麦冬15g，天冬15g，玉竹20g，生地黄20g，熟地黄20g，黄芪30g，防风10g，白术10g，知母10g，淡竹叶心10g，五味子10g，西洋参4g，蔓荆子10g，黄柏10g，荷叶缘40g，桃仁10g，红花6g。

四诊：2003年8月25日。上方治疗以后，患者口干症状明显好转，耳闭渐通，盗汗亦止，历时4月余，患者诸症转佳。舌淡红苔薄脉濡，为阴液枯涸，濡养无权，治宜益养真阴，并滋化源。

处方：熟地黄30g，茯苓30g，天花粉15g，炒牡丹皮10g，玉竹20g，知母10g，山萸肉10g，山药20g，泽泻10g，五味子10g，西洋参3g，蔓荆子10g，黄柏10g，天冬10g，麦冬10g，磁石15g。

上方治疗后，患者诸症见瘥减。目前患者间断服用中药，已历6年，其间患者偶有口眼干涩，但不甚严重，亦未再做任何西医治疗。

3.《国医大师朱良春干燥综合征辨治实录及经验撷菁》

丁某，女，32岁。2009年8月17日初诊。

患者1年前因口眼干燥伴血小板降低，至南京军区南京总医院就诊，诊断为干燥综合征。目前以强的松7.5mg/d治疗为主，眼干好转，口稍干，大便偏烂，舌偏红，苔白腻，脉细。查血小板$80.0×10^9$/L，血沉11mm/h。

中医诊断：燥痹。

辨证：肝肾阴虚，燥热内生。

治法：益气养阴，祛瘀润燥。

处方：生地黄 20g，甘杞子 20g，川石斛 20g，滁菊花 12g，夏枯草 15g，穿山龙 50g，油松节 30g，鸡血藤 30g，鬼箭羽 30g，甘草 6g。20 剂，水煎服，每日 1 剂。

2009 年 11 月 30 日二诊：药后目干好转，仍口干，感乏力，近来偶尔胃痛、脘胀，纳可，便调，苔薄白，脉细。目前服强的松 10mg/d，白芍总苷 2 粒/次，日 3 次；维生素 E，1 粒/次，1 日 2 次。血常规示：白细胞 4.9×10^9/L，血小板 58.0×10^9/L。气阴两虚，阴血不足，治宜益气养阴为主，续当培益。

处方：潞党参 20g，甘杞子 15g，穿山龙 30g，全当归 10g，鸡血藤 30g，油松节 30g，牛角腮 30g，补骨脂 20g，女贞子 15g，虎杖 15g，甘草 6g。20 剂，水煎服，每日 1 剂。

2010 年 3 月 1 日三诊：眼干、口干均有好转，偶胃胀，大便正常，白细胞 8.0×10^9/L，血小板 72.0×10^9/L，舌质微红，苔薄白，脉细。上方已服 3 个月，强的松已经停服。药后症情均好转，继以前法治之。上方加生地黄、熟地黄各 20g，生白芍 20g。20 剂，水煎服，每日 1 剂。病情平稳。

4.《朱良春治疗干燥综合征经验》

陈某，女，43 岁。2004 年 6 月 7 日初诊。

口眼干燥伴四肢关节疼痛反复 10 年。现口干，牙齿断裂，易出汗，双眼干涩，四肢皮肤红斑、结节，时隐时现，舌质红苔薄，脉细弦。查 ENA（+）、抗 SSA（+）、抗 SSB（+）。

中医诊断：燥痹。

辨证：脾肾阴虚，阴津亏耗，络脉痹阻。

治法：滋养脾肾，蠲痹通络。

处方：生地黄、蒲公英各 30g，川石斛、枸杞子、赤芍、白芍、僵蚕各 15g，麦冬 12g，穿山龙 40g，蜂房 10g，鹿衔草 20g，甘草 6g。14 剂。

服药后口干好转，双膝关节疼痛，舌质红苔薄腻，脉细弦。脾胃阴津渐复，络脉未通，守前法调治，佐益肾通络之品。前方加仙灵脾15g，炒延胡索20g。再服14剂后口眼干燥明显减轻，膝关节疼痛依然，舌质红苔薄，脉细弦，继以前法调治2个月余，病情明显好转。

5.《中国中医科学院名医名家学术传薪集·路志正》

谢某，女，52岁。2001年7月13日初诊。

主诉：口眼干燥、双手指发白疼痛11年余。

现病史：患者1989年发病，开始左面部麻木，舌尖麻木，继之出现口干、眼干、泪少，双手指冬天发白、时有疼痛，自汗、盗汗、易感冒，右胁不适，纳少，大便干结。已停经两年。患病多年，四处求医，无明显改善。

诊查：右腮腺肿大，伸舌右偏，舌暗、苔薄白，脉细数。

中医诊断：燥痹，证属阴血不足、气虚络瘀。

西医诊断：干燥综合征，面神经麻痹，舌下麻痹。

治法：益气养阴，润肺和肝，活血通络。

处方：生黄芪15g，当归9g，炒桑枝15g，白芍、赤芍各10g，黄精10g，扁豆10g，生山药15g，石斛10g，麦冬10g，制何首乌12g，柏子仁12g，绿萼梅15g，玫瑰花15g，火麻仁9g，生甘草3g。7剂，水煎服，日1剂，分2次服。

二诊：2001年7月21日。病情如前，右腮肿大，右侧耳鸣，颜面浮肿，手指发胀伴颤抖，乏力，舌暗、苔薄腻微黄，脉沉弦。辨证为脾虚湿阻、痰热互结、肝风内动。治以健脾化湿、清胆化痰、平肝息风。处方：太子参12g，竹茹10g，清半夏9g，茯苓15g，胆南星4g，蝉衣10g，丹参15g，黄精10g，天麻6g，白芍15g，绿萼梅15g，玫瑰花15g，甘草4g。14剂，水煎服，日1剂，分2次服。

三诊：2001年8月5日。肿胀感好转，全身乏力，少气懒言，左面部麻木，舌尖麻木，口干不欲饮，眼干，右耳鸣，大便偏干，手指颤抖，舌暗、苔薄白干，脉细弱。辨证为气阴亏虚、瘀血阻滞、肝风内动。治以益气养阴、活血通络，佐以平肝息风。处方：太子参18g，黄精10g，麦冬10g，石斛10g，玄参10g，当归9g，炒桑枝15g，白芍、赤芍各10g，旱莲草12g，首乌花15g，生山药15g，女贞子15g，炙甘草6g。12剂，水煎服，日1剂，分2次服。

四诊：2001年8月17日。药后诸症明显好转，稍乏力，口微干，纳食馨，二便调，睡眠可。舌偏暗、苔薄白稍腻，脉细弱。辨证为脾肾不足、气阴两虚、瘀血阻络。治以益气养阴、滋补脾肾、祛风通络。处方：生黄芪15g，当归9g，炒桑枝18g，白芍、赤芍各10g，首乌花15g，生山药15g，石斛10g，麦冬10g，桑寄生14g，防风、防己各9g，女贞子15g，怀牛膝12g，绿萼梅15g，炙甘草6g。14剂，水煎服，日1剂，分2次服，以巩固疗效。

6.《名中医特需门诊·路志正》

马某，女，55岁。2004年4月18日初诊。

诉口眼干燥5年，伴全身关节疼痛3年。发病无明显诱因，初起仅唾液减少，眼睛干涩，后逐渐加重，以致不能进干食，需饮水方能吞咽。于3年前出现全身关节疼痛，以手指关节为主，伴双膝、双踝、双肩及腕关节疼痛，手指关节肿胀变形，其他关节时有肿胀，行走时酸痛无力，曾按"类风湿"治疗，病情始终未能控制。2003年5月到北京某医院检查：RF、ANA（＋）、ESR34mm/h，腮腺ECT检查：腮腺无功能，诊断为干燥综合征。予强的松治疗，口干稍有减轻，但全身关节疼痛仍无缓解。刻诊：症如上述，兼见畏寒肢冷，四肢不温，每遇寒冷或阴雨天加重，但干燥症状稍有好转，遇热或晴朗天气疼痛缓解，但干燥症状加重，渐致手指屈伸受限，日常生活难以自理，伴头晕目眩，胸闷不舒，口渴不多饮，纳食欠佳，大便溏薄，每日3～4次，双下肢微肿，形体瘦弱，舌红有裂纹，无苔而干，脉沉细。

辨证：寒湿痹阻，气阴两虚。

治法：温经祛风除湿，益气滋阴清热。

处方：桂枝10g，赤芍12g，白芍12g，炒白术15g，炮附子10g，防风 10g，干姜 10g，麻黄 6g，生石膏 20g，知母 10g，生地黄 15g，黄芪 20g，五爪龙 20g，乌梢蛇 10g，羌活 10g，制乳香 6g，制没药 6g，炙甘草 10g。7 剂。

外治法：制乳香、制没药各 15g，威灵仙 20g，伸筋草 20g，透骨草 30g，制川乌 10g，制草乌 10g，防风 15g，防己 15g。

二诊：药后诸症无明显变化，舌红有裂纹无苔，脉较前有力，上方再进 15 剂。

三诊：诸关节疼痛明显减轻，口、鼻、眼干燥症状减轻，大便仍不成形，每日 2～3 次，余症皆有好转，舌红有裂纹，苔少而干，脉弦细。原方去羌活，加南沙参 15g，继进 30 剂。

四诊：关节疼痛基本消失，畏寒肢冷大减，口鼻眼干燥诸症明显好转，但大便仍不成形，每日 2～3 次，宗上法调理 2 个月。

五诊：口眼干燥明显减轻，关节疼痛缓解，活动自如，舌偏红，苔薄少津，脉弦细。按上方配制蜜丸，以善其后。半年后随访，病情稳定，已能做家务劳动。

7. 谢海洲名医工作室

王某，女，37 岁。

初诊：关节肿痛，口干，目干，皮肤瘙痒，腹胀纳差，寐欠安，二便调。

诊查：舌紫暗，苔薄白干有裂纹，脉沉细。

诊断：燥痹。

治法：疏经通络，滋阴生津，解毒止痒。

方药：增液汤合消瘰丸加味。

玄参 15g，生地黄 30g，麦冬 10g，太子参 15g，炙甘草 10g，生石膏 30g，杏仁 10g，生薏苡仁 30g，石斛 15g，生牡蛎 25g，阿胶珠 12g，枇杷叶 15g，黑芝麻 30g，天花粉 15g，浙贝母 10g，豨莶草 30g，乌梢蛇 15g，炙乳香 3g，炙没药 3g，炙甘草 9g。

二诊：服药后关节肿胀缓解，疼痛减轻，口眼干燥症状大有减轻，睡眠已好，有时手、膝关节和背部窜痛，腹已不胀，有乏力，肌肉跳痛，恶风寒，多汗，皮肤仍痒，食纳好，寐安，二便调。

诊查：舌紫暗，苔白干，脉沉细。查 X 光片示：手、足、颈椎均有骨质增生。

处方：玄参 15g，生地黄 30g，麦冬 10g，生牡蛎 25g，浙贝母 10g，夏枯草 15g，葛根 12g，姜黄 12g，羌活 9g，生薏苡仁 30g，补骨脂 15g，怀牛膝 15g，桑寄生 15g，山萸肉 12g，巴戟天 12g，威灵仙 15g，炙黄芪 30g，知母 10g。

三诊：有时关节疼痛，口目不干，稍恶风寒，多汗减轻，纳食可，二便调。

诊查：舌红，苔薄白，脉沉细。

处方：玄参 15g，生地黄 30g，麦冬 10g，生牡蛎 25g，浙贝母 10g，夏枯草 15g，葛根 12g，姜黄 12g，羌活 9g，生薏苡仁 30g，补骨脂 15g，怀牛膝 15g，桑寄生 15g，山萸肉 12g，巴戟天 12g，威灵仙 15g，炙黄芪 30g，知母 10g，连翘 12g，秦艽 12g，浮小麦 30g，仙鹤草 30g。

8. 张鸣鹤教授干燥综合征临诊验案及讨论

胡俊某，女，44 岁，已婚，中学教师，山东海阳籍。

初诊：1997 年 7 月 29 日。

病史：口鼻干燥 3 年，加重并有味觉减退 3 个月。目前口干舌燥，讲话 3～5 分钟后必须喝水方能伸动舌头再讲话，无法坚持讲课，饮汤水才能下咽；牙齿渐黑，易小块状碎裂，咽痒，轻咳，有时眼干，心烦易怒，大便干秘。曾在当地服用泼尼松、甲氨蝶呤、维生素 B/C 等药物治疗 3 月余，效果不显。

查体：舌质干红，无苔，有数条深裂纹，脉象细数，四肢有散在的浅红色斑，肌肤甲错。

化验检查：WBC 9.5×10^9/L，HGB 120g/L，RBC 4.28×10^9/L，ESR 55mm/h，RF 160IU/mL，CRP 12.9mg/L，抗 SSA（++）。

放射学检查：腮腺造影，两侧主导管增粗，粗细不均匀，多数末梢导管状扩张，以右侧明显。

西医诊断：原发性干燥综合征。

中医诊断：燥证。

中医辨证：素体阴虚，复感燥毒，耗伤阴津。

治则：清热解毒，养阴生津。

方药：蒲公英20g，连翘20g，沙参15g，麦冬10g，玉竹12g，乌梅10g，石斛10g，生地黄20g，天花粉12g，甘草6g。水煎服，每日1剂，连服6天，停药1天。

1997年9月30日复诊：口鼻干燥减轻，无干咳，喝水较前减少，心情较前稳定，大便较前通畅，进食半流质饮食无困难，舌质干红，稍有薄苔，脉象沉细。

中药按初诊时处方去天花粉、甘草，加知母15g、玄参12g。水煎服，服法同前。

1997年12月24日复诊：口鼻干燥明显减轻，味觉基本恢复，说话较前流畅，无眼干，牙齿未再出现碎裂，心情好转，烦热现象消退，舌质干红，苔薄白，脉沉缓。复查血象正常。ESR 32mm/h，RF 220IU/mL，CRP 3.06mg/L，抗SSA（+）。中药按9月30日加减方继续服用，服法同前。

1998年3月20日复诊：鼻干消失，口咽干燥明显好转，说话时无须连续喝水，已能恢复讲课，舌脉同前。

嘱接原方继续2天服用1剂，巩固疗效。

9. 张鸣鹤教授干燥综合征临诊验案及讨论

郭秀某，女，55岁，已婚，商场营业员，山东肥城籍。

初诊：2011年3月16日。

病史：主诉，口眼干燥8年。近8年来一直感觉口鼻眼干症状逐渐加重，一直服西药泼尼松、甲氨蝶呤、白芍总苷等治疗，效果不显。近半年来，两下肢又出现紫红色出血斑持续不断，全身乏力，牙齿易碎裂，饮食无味，两眼干涩无眼泪，有异物感，视物模糊，闭经已5年。

查体：舌质干红，苔少而燥，巩膜充血无光泽，两眼眶周呈青紫色，两下肢均见密集紫红色瘀斑，部分融合成片，两侧足背动脉搏动减弱，双足背皮温低，两侧寸口脉沉细无力。

放射学检查：腮腺造影符合干燥综合征。

化验检查：血常规正常。ANA1∶320，ESR 40mm/h，RF 291IU/mL，CRP 9.2mg/L，抗 SSA（＋），抗 SSB（＋）。

西医诊断：原发性干燥综合征合并过敏性紫癜。

中医诊断：燥证，肌衄。

中医辨证：素体阴虚，任脉亏虚，复感燥毒火邪，劫夺阴津，血热妄行，血不归经。

治则：清热解毒，清营凉血，和血止血。

方药：蒲公英 20g，大蓟 15g，小蓟 15g，连翘 20g，仙鹤草 15g，茜草 20g，侧柏叶 10g，石斛 10g，西洋参 6g，生地榆 20g，生地黄 20g，三七粉 6g（冲服）。水煎服，每日 1 剂，连服 6 天，停药 1 天。

2011年4月18日复诊：两下肢出血性紫癜明显减轻，无大片瘀斑出现，仅见散在瘀血斑点，口眼干燥同前，舌质干红无苔，脉象沉细数。

中药处方调整如下：

白花蛇舌草 20g，半枝莲 20g，连翘 20g，牡丹皮 20g，茜草 20g，生地黄 20g，沙参 15g，石斛 10g，西洋参 6g，知母 15g，生地榆 20g，三七粉 6g（冲服）。水煎服，服法同前。

2011 年 6 月 12 日复诊：两下肢出血性紫癜基本消退，仅见少许斑点状瘀血，口眼干燥略有好转，舌质干红，稍有厚苔，脉象沉细。

中药处方再次调整如下：

白花蛇舌草 20g，蒲公英 20g，连翘 20g，牡丹皮 20g，知母 15g，茜草 20g，生地黄 20g，沙参 15g，石斛 10g，麦冬 10g，乌梅 10g，玄参 12g。水煎服，服法同上。

2011 年 8 月 15 日复诊：两下肢出血性紫癜消退，未再反复，口眼干燥有好转，两眼干涩减轻，异物感消失，舌质边尖干红，有薄白苔，脉象沉缓。

复查血常规正常。ESR 28mm/h,ANA1∶100,RF 246IU/mL,CRP 3.09mg/L，抗 SSA（+）。

中药处方按 6 月 12 日处方去牡丹皮、茜草，加玉竹 12g、千里光 12g。服法同前。

2011 年 11 月 10 日复诊：口眼干燥明显减轻，饮水量较前减少，进食吞咽较前顺畅，两眼干涩明显好转，有分泌物，两眼眶周青紫明显消退，舌质稍有光泽，苔薄白，脉象沉缓。

嘱按 8 月 15 日加减方继续服用，连服 2 天，停药 1 天。

10.《房定亚治疗风湿病传真》

田某，男，24 岁。2007 年 4 月 6 日初诊。

主诉：发热伴口眼干燥反复发作 4 个月。

初诊：患者 4 个月来反复发热，体温最高 39.8℃，伴口眼干燥，口腔溃烂，目赤结膜充血，周身关节疼痛。ANA、SSA、SSB（+），CRP 升高，PPD（-），ESR 6mm/h，球蛋白 IgG 升高，WBC 下降。在外院诊断为干燥综合征，静滴甲泼尼龙后症状缓解。现口服泼尼松 40mg，每日一次。就诊时口眼干燥，高热，乏力，目赤，四肢关节疼痛，纳差，失眠，大便干，舌暗红，少苔，脉滑。

辅助检查：胸片少量胸腔积液，腹部 B 超示脾大。

诊断：燥痹。

证候：燥热蕴毒，气阴亏虚，血络受伤。

治则：清热解毒，滋阴凉血。

方药：润燥解毒汤。

金银花 30g，当归 15g，玄参 20g，生甘草 10g，白芍 20g，枸杞 20g，北沙参 20g，生地黄 20g，麦冬 12g，生黄芪 30g，水牛角 30g，白花蛇舌草 20g。7 剂。

二诊：口眼干燥症状已不明显，关节疼痛缓解，自觉面部及手心发热，别无不适，纳食增多，舌暗红，少苔，脉滑。

处方：北沙参 30g，天冬 10g，麦冬 10g，枸杞子 20g，生石膏 30g，生地黄 20g，黄柏 10g，玄参 15g，知母 10g，乌梅 10g，赤小豆 30g，车前草 20g，白花蛇舌草 20g。7 剂。

三诊：口眼干症状不明显，面部痤疮较多，头顶痛，吞咽不适，大便正常，眠差，舌暗红，苔白腻，脉弦。

处方：槐米 10g，杭菊花 20g，枸杞子 20g，当归 15g，金银花 20g，生甘草 10g，白花蛇舌草 20g，百合 30g，玄参 20g，车前草 20g，生地黄 20g。7 剂。

三诊后患者未继续就诊，三年后患者因外感发热再次就诊，诉三年来病情始终平稳，未再复发。

11.《房定亚治疗风湿病传真》

刘某，男性，57 岁。2011 年 1 月 11 日初诊。

主诉：口干眼干伴多尿 5 年。

初诊：患者 2006 年无明显诱因出现口眼干，关节疼痛，多尿，于当地医院行肾穿示：急性间质性肾炎，符合干燥综合征肾损伤，诊断为"干燥综合征、肾小管酸中毒"。当时予甲泼尼龙静滴，后口服泼尼松、环磷酰胺，后间断用药，效果不明显，激素自行逐渐减量至停用，患者仍觉尿量多，伴尿频尿急反复发作。就诊时口干、眼干，尿频尿多，尿灼热感，乏力，纳眠差，大便黏腻不爽。肩部疼痛，活动受限，背部、肘关节、腕关节、双手近端指间关节疼痛，疼痛部位固定，双手、双腕、双膝发冷，间断出现牙痛，咽痛，耳鸣。

体格检查：无明显关节肿胀压痛，双手握力尚可，颈部活动轻度受限，肩部疼痛活动受限明显。舌质暗，苔白腻略黄，脉沉弦尺弱。

辅助检查：2010 年 1 月 1 日双肾 B 超示：前列腺增大；残余尿 140mL。WBC $3.4×10^9$/L，HCT 37.1%，ESR 25mm/h，ALT 26.2U/L，AST 24.4U/L，TP 91.2g/L，Cr 71.1μmol/L，K 3.41mmol/L，TG 0.55mmol/L，RF 98.5IU/mL，IgG 55.94g/L，C_3 0.0082g/L，CH_{50} 55.26kU/L。

诊断：燥痹。

证候：肾气亏虚，湿热瘀阻。

治则：补肾益气，清利湿热，活血化瘀。

方药：知柏地黄丸加减。

山茱萸 8g，茯苓 30g，山药 30g，生地黄 10g，知母 10g，黄柏 10g，泽泻 20g，牡丹皮 12g，乌药 10g，枳壳 12g，肉桂 3g，川牛膝 12g。14 剂。

二诊：患者尿频尿多、尿灼热感略有所减轻，其他症状未缓解，尿量大，口干眼干，乏力，关节疼痛明显，肩部疼痛，活动受限，肘关节、腕关节、双手近端指间关节疼痛，双手、双脚、双膝发冷。纳眠差，大便黏腻不爽，舌质暗，苔白腻略黄，脉沉弦尺弱。

肾虚不能固涩，精气下泄，故可见尿频、尿多；肾精亏虚，失于濡养，故可见口眼干；久病入络，血运不畅致瘀，故可见关节疼痛。证属肾阴阳两虚，中药汤药以阴阳双补、益肾涩精为法，地黄饮子加减。

处方：生地黄 10g，熟地黄 10g，山茱萸 10g，麦冬 15g，五味子 6g，石菖蒲 10g，远志 10g，茯苓 15g，肉苁蓉 10g，肉桂 3g，巴戟天 8g，百合 30g，炮附子 3g，生龙骨 20g，煅牡蛎 20g，紫河车 10g。14 剂。并服用血府逐瘀胶囊。

三诊：患者诸症明显好转，口干眼干、尿频尿多、尿痛尿灼热较前好转，尿量略减少，双肩、肘、腕、双手近端指间关节疼痛较轻，可正常活动。纳眠可，大便干，舌质暗，苔白腻略黄，脉沉弦尺弱。

经过治疗，患者肾亏症状有所好转，但仍以肾虚为主，兼有湿热之邪，治以补肾固涩、清热祛湿为法，六味地黄汤合五子衍宗丸加减。

处方：生地黄 15g，山茱萸 10g，山药 15g，牡丹皮 10g，猪苓 20g，茯苓 15g，五味子 10g，覆盆子 10g，金樱子 10g，菟丝子 15g，土茯苓 30g，马齿苋 30g。14 剂。

四诊：患者症状较初诊时明显好转，尿量减少，关节疼痛程度有所减轻，舌质暗，苔薄白微腻，脉弦尺略弱。上方继服，14 剂。

12.《王承德教授学术思想与临床经验总结及辨治燥痹规律和用药经验的研究》

马某，女，67 岁。2014 年 3 月 1 日初诊。

主因口眼干燥、胸闷气短 2 年余来就诊。患者 2011 年秋季始觉口眼干燥，入冬后室内取暖较热，口眼干燥加重，渐至无唾口黏，眼干涩少泪，罹患感冒后咳嗽胸闷、咳痰不止，咳 3 个月，之后常觉胸闷气短，胸部CT "肺间质性改变"，诊断为干燥综合征（原发型），曾服强的松、环磷酰胺，现口干无唾，眼干少泪，胸闷气短，时觉乏力，无恶寒发热，无关节肿痛，时咳少量黄痰，不喘。查体见面色黯黑，口唇紫暗，皮肤黏膜无出血点、紫斑，肺无啰音。舌淡红苔薄黄，脉弦细数。

中医诊断：燥痹、肺痹。

辨证：气阴两虚、燥毒伤肺证。

治法：补气养阴，清肺化痰。

处方：生黄芪 30g，百合 30g，百部 10g，五味子 15g，远志 15g，天龙 10g，麦冬 15g，北沙参 15g，生白术 10g，红景天 10g，桔梗 10g，紫菀 10g，知母 15g，金雀根 10g，金荞麦 30g，凤尾草 10g，枸骨子 10 个，鬼针草 10g，甘草 3g。

5 月 24 日复诊，坚持服药未间断，患者口干明显缓解，已有唾液，眼干缓解，已无明显胸闷气短，仅晨起咳少量黄痰，已停用强的松及环磷酰胺，药后胃不适。舌红苔黄，脉弦细。处方：生地黄 24g，白芍 15g，生石膏 30g，知母 15g，生白术 15g，山药 10g，芦根 30g，麦冬 15g，五味子 15g，牛蒡子 30g，金银花 24g，金荞麦 24g，红景天 15g，天龙 10g，乌梅 15g，陈皮 10g，香附 10g，凤尾草 10g，枸骨子 10g，太子参 15g，焦三仙 24g，甘草 3g。

8 月 11 日三诊，诉服上方感觉舒适，现已无咳嗽咳痰，一直未感冒，精神有增，守方加青蒿 15g、百部 15g、水蛭 10g，去乌梅、陈皮、香附。

9 月 13 日四诊，诉现已眼干有泪，口干有唾，口臭，余无不适。舌淡红苔薄黄，脉弦数。在上方基础上去生石膏、知母、芦根、麦冬、金荞麦、红景天，加党参 10g、山茱萸 15g、枸杞子 15g、决明子 30g。

13. 王承德医案

何某，女，65 岁。2011 年 12 月 8 日初诊。

主诉：胸闷气短，咳嗽痰多，2 月余。

现病史：患者罹患原发性干燥综合征 10 余年，后继发类风湿关节炎，并发肺间质病变，肺大疱。长期服用激素强的松 2～6 片／日，继发类固醇性糖尿病、胃溃疡、重度骨质疏松等病。患者 10 月初感冒后发热、鼻塞，前往协和医院，于 10 月 8 日出院，诊断为霉菌性上颌窦炎（左侧），并行鼻镜下左侧鼻腔鼻窦手术，术后出院仍咳嗽，咳黄黏痰，咳嗽剧烈，至影响生活休息，遂来我院门诊。刻下症见：胸闷气短，咳嗽痰多，痰黄黏，乏力困倦，口眼干燥，少泪少唾液，关节无明显僵痛，纳食尚可，二便调，口不苦，现已停服强的松，仍需雷公藤多苷片 10mg，每日 3 次。

既往史：高血压病 10 余年，动脉硬化，慢性萎缩性胃炎，类风湿关节炎，双侧人工膝关节置换术后，双眼老年性白内障术后。

过敏史：否认药物、食物过敏史。

体格检查：痛苦面容，家属搀扶步入诊室，双肺散在湿啰音，精神萎靡，语音低微，余略。舌暗红，苔薄黄微腻，脉弦滑，

中医诊断：燥痹，肺痹。

证候：气阴两伤，瘀热阻肺。

西医诊断：干燥综合征合并肺大疱，肺间质改变。

治法：清热化痰，宣肺止咳。

处方：金银花 30g，鱼腥草 30g，桔梗 15g，冬瓜子 15g，瓜蒌 15g，金荞麦 30g，杏仁 15g，桑叶 10g，川贝母 10g，陈皮 10g，茯苓 15g，生石膏 45g，天竺黄 15g，北沙参 15g，丹参 15g，红景天 15g，芦根 30g，甘草 5g，麻黄 6g。7 剂。

2011 年 12 月 19 日复诊：咳嗽明显减轻，咳痰减少，精神有增，失眠多梦，服上方后觉胃部不适，腹部隐痛，便溏，已停服雷公藤多苷片，舌暗红，苔薄黄，脉弦。

处方：金银花 30g，川贝母 10g，鱼腥草 30g，金荞麦 30g，桔梗 10g，冬瓜子 15g，瓜蒌 10g，杏仁 10g，陈皮 10g，半夏 10g，芦根 20g，雷公藤 20g，红景天 20g，麻黄 10g，地龙 15g，蝉衣 10g，焦三仙 10g，山药 10g，

茯苓 10g，甘草 10g，远志 15g，五味子 15g，酸枣仁 30g。

2011 年 12 月 26 日三诊：服上方咳嗽明显减轻，痰明显减少，仍时夜间微咳，胃部不适，时觉隐痛，失眠多梦，舌淡红苔薄黄，脉弦细数。

处方：金银花 20g，连翘 10g，鱼腥草 30g，金荞麦 30g，桔梗 10g，杏仁 10g，太子参 15g，百合 10g，冬瓜子 10g，瓜蒌 15g，陈皮 10g，半夏 10g，生石膏 30g，知母 10g，麻黄 10g，地龙 6g，蝉衣 6g，酸枣仁 30g，远志 15g，五味子 15g，红景天 15g，甘草 10g，茯苓 10g，焦三仙 10g，砂仁 4g，蔻仁 4g。

2012 年 1 月 5 日四诊：咳嗽减缓，痰少咳少量黏痰，口干胃时胀痛，呕反酸，多汗，大便偏稀，纳呆。舌红苔薄黄，脉弦细数。

处方：金银花 24g，连翘 10g，鱼腥草 20g，金荞麦 30g，桔梗 15g，杏仁 10g，太子参 15g，桑叶 10g，地骨皮 10g，冬瓜子 15g，瓜蒌 10g，半夏 10g，陈皮 10g，茯苓 10g，川贝母 10g，麻黄 10g，酸枣仁 30g，远志 15g，红景天 15g，焦三仙 10g，枳壳 10g，元胡 10g，砂仁 4g，白蔻仁 4g，生黄芪 30g。

2012 年 1 月 22 日五诊：左下肢明显恶寒畏风，双手热，胃部不适且痛，纳呆乏味，偶咳嗽，痰少，仍觉气短胸闷，乏力，困倦，大便可，舌红，苔薄黄，脉弦。

治法：舒肝和胃清热化痰。

处方：柴胡 10g，枳壳 10g，厚朴 10g，黄连 4g，半夏 10g，生黄芪 30g，元胡 10g，瓜蒌 10g，干姜 10g，木香 10g，白芍 10g，百合 20g，乌药 10g，蒲公英 20g，甘草 3g，芦根 20g，川芎 10g，焦三仙 10g。7 剂。

2012 年 5 月 23 日六诊：胃痛及不适已消失，无乏力，口干不明显，胸闷气短减轻，已无咳嗽咳痰，全身肌肉酸痛，舌红暗，苔黄微腻，脉弦滑。

治法：养阴清热，利湿通络。

处方：生地黄 24g，生薏苡仁 30g，苍术 15g，当归 15g，白芍 15g，黄柏 15g，白蔻仁 6g，莪术 10g，白花蛇舌草 20g，半夏 10g，茯苓 10g，黄连 6g，天龙 10g，竹叶 6g，山茱萸 15g，叶下珠 10g，石上柏 10g，焦三仙 10g，甘草 5g，百合 15g，乌药 10g。7 剂。

14.《名中医特需门诊·胡荫奇》

肖某，女，32 岁。

因口干、眼干，伴全身多关节疼痛、发热、皮疹、光过敏 5 个月来诊。患者于 5 个月前出现口干口渴，双目干涩，后出现双腕、双手、双膝、双踝关节疼痛，并伴发热、皮疹、光过敏，至当地医院诊断为干燥综合征，未系统治疗，曾给予口服羟氯喹，拒服。现来诊。症见：双肩、手指酸痛伴麻木感，右侧第一跖趾关节肿痛，阴雨天时加重，双手遇冷时手掌色紫，潮热感明显，口干口渴，吞咽困难，双目干涩，倦怠乏力，心烦易怒，时有胸闷气短，多汗，舌淡红略暗，少津，苔薄白，边有瘀斑，脉沉细尺弱。辅助检查：RF 136IU/mL，ESR 60mm/h，ANA（＋），抗 SSA、SSB、dsDNA（＋），RNP、AKA、APF（－），CRP 0.3mg/dL。胸部 CT：右肺两个结节灶，双侧腋窝及锁骨下淋巴结肿大，双手 X 线未见异常。双眼泪液流率试验：右 2mm，左 3mm；泪膜破碎时间：右 3 秒，左 2 秒。唇腺活检病理：淋巴细胞灶 2 个，腮腺 ECT：右侧无分泌功能，左侧减低。

辨证：脾肾亏虚，肺胃阴伤，肝脾不和，湿浊中阻。

治法：滋补脾肾，润肺养阴，疏肝健脾，祛风除湿。

处方：生地黄 15g，砂仁 10g，山茱萸 15g，山药 15g，茯苓 20g，牡丹皮 10g，泽泻 10g，续断 20g，桑寄生 20g，墨旱莲 10g，女贞子 10g，麦冬 12g，天冬 12g，天花粉 15g，芦根 20g，枸杞 20g，白菊花 10g，玉竹 12g，黄精 12g，黄芪 15g，焦白术 12g。

服药 40 天后口干口渴消失，周身关节疼痛、腰酸等症明显减轻，双目无干涩，苔薄有津液。泪液流率较前明显好转，复查 ESR 降至 29mm/h。嘱忌辛辣饮食及冰冻冷饮。

15.《陈湘君治疗风湿病经验撷菁——扶正法治疗干燥综合征》

女，42 岁，上海人。因"口眼干燥 10 个月"求治，患者有反复白细胞减少史 3 年。近 10 月来口眼干燥明显，伴有龋齿，经外院唇腺活检及眼科检查确诊为"口眼干燥综合征"。外院高清晰度 CT 检查示"轻度肺间质病变"，已予泼尼松 20mg/d 及甲氨蝶呤 10mg/w 口服治疗，自觉口干、眼干症状未见明显好转，且出现月经量少，脾气急躁，舌红苔薄白，脉弦。

辨证：肝肾阴亏，水亏火旺。

治法：养阴柔肝。

处方：生地黄 20g，生甘草 9g，南沙参、北沙参各 30g，天冬、麦冬（各）15g，五味子 9g，白芍 15g，生山楂 15g，大乌梅 9g，山栀子 6g，牡丹皮、丹参（各）15g，土茯苓 30g，枫斗 10g。

上方服 14 剂后，自述服药当天上午即觉目涩好转，因身在外地，不能及时复诊，停药后即觉口舌碎痛，苔薄舌尖红，脉细。考虑为兼有心火上扰，当佐以清心泻火之法。

处方：南沙参、北沙参各 30g，天冬、麦冬各 15g，五味子 9g，生地黄 20g，生甘草 9g，白芍 15g，佛手片 9g，竹叶 15g，莲心 12g，枫斗 20g，土茯苓 30g，生山楂 15g，大乌梅 9g，草决明 15g。

上方守方服药两月余，口干目涩症状较前明显好转，泼尼松减量至 5mg/d。

16.《沈丕安治疗干燥综合征经验》

岳某，女，50 岁。2007 年 5 月 17 日初诊。

患者 2002 年出现口干口渴，近两年有视物模糊及双膝关节疼痛，经外院检查，诊断为"干燥综合征"，建议来本院服中药治疗。刻诊：自觉双目干涩，有异物感；多个牙齿龋坏，进干性食物时需汤水送下；五心烦热，腰膝酸软，身倦乏力；大便干结，3～4 日一行；舌苔厚，脉细弦。48 岁绝经。查体：口腔黏膜干燥，挤压双侧腮腺，导管口无明显清亮唾液分泌；口腔内多个牙齿龋坏。实验室检查：ANA1∶160（＋），SSA（－），SSB（＋）；白细胞 $3.26×10^9$/L，ESR 65mm/h，IgG 25g/L。下唇腺活组织病理检查：淋巴细胞灶 3 个；泪液功能试验（Schirmer）：左 1mm/5min，右 1.5mm/5min；角膜荧光染色：左＞10 点，右＞10 点。

辨证：阴虚津亏，热瘀互结。

治法：养阴生津，清热化瘀。

方药：生芦润燥汤加减。

生地黄、生石膏、黄芩、芦根、青风藤、金雀根各 30g，密蒙花、郁金各 15g，佛手、陈皮各 6g，甘草 3g，大枣 5 枚。每日 1 剂，水煎，早晚分服。

复诊：此后根据病情变化，以上方为基础加减。服药 3 个月时，患者口眼干燥症状较前有所好转，眼内异物感减轻，吞咽干性食物时有时不需用汤水帮助；自觉精神好，体力佳，倦乏感消失；舌苔薄白，脉细。服药 6 个月时，口眼干燥症状较前明显好转。复查 ANA1：100（+），SSA（-），SSB（+）；白细胞 5.84×10⁹/L，ESR 15mm/h，IgG 19.3g/L。Schirmer：左 5mm/5min，右 4mm/5min；角膜荧光染色：左 > 10 点，右 10 点。患者坚持服药 1 年后，自觉无口眼干燥不适，食物吞咽顺利，皮肤滑泽，神清气爽，纳、便正常。复查 ANA1：60（+），SSA（-），SSB（-）；白细胞：6.53×10⁹/L，ESR 8mm/h，IgG 15.8g/L；Schirmer：左 11mm/5min，右 13mm/5min；角膜荧光染色：左 < 10 点，右 < 10 点。

17.《名中医特需门诊·冯兴华》

牛某，女，46 岁。2008 年 12 月 27 日初诊。

口干、眼干 3 年，伴双侧腮腺反复肿大 1 年。患者 3 年前无明显诱因出现口干眼干，伴四肢关节肌肉疼痛，无明显关节肿胀，近 1 年腮腺反复肿大，且口干、眼干加重。刻下症：口干，吃馒头需用水送，哭则无泪，双侧腮腺肿大，伴心烦、眠差。舌红少津，苔少，脉弦。既往于 3 年前行子宫切除术。辅助检查：ANA1：160，HS（+）；抗 SSA1：64，RF 156IU/mL。泪液流率试验：左 3mm，右 2mm。口腔科会诊：唾液流率 0，口底唾液池消失。腮腺造影：末梢导管斑点状扩张，排空不完全。

辨证：肝郁化火伤阴，经脉痹阻。

治法：疏肝解郁，健脾养血。

方药：丹栀逍遥散加减。

柴胡 10g，香附 10g，当归 10g，白芍 15g，白术 10g，茯苓 15g，牡

丹皮 10g，栀子 10g，薄荷 6g，大枣 15g，炙甘草 10g，菊花 10g，女贞子 10g，石斛 10g，玄参 10g，桔梗 10g。

二诊：用药 28 剂后，患者口干明显减轻，仍感眼干，双侧腮腺反复肿大基本消失，心烦，关节疼痛消失，夜眠改善。原方加枸杞子 12g，墨旱莲 12g，以本方加减再服 2 个月，诸症改善，病情稳定。复查泪液流率试验：左 7mm，右 5mm；口腔科会诊：唾液流率 8mL/min。

18.《中国中医科学院名医名家学术传薪集·冯兴华》

王某，女，69 岁。2011 年 8 月 19 日初诊。

主诉：乏力、发现白细胞减少 2 年余，伴口干、眼干半年。

现病史：患者 2 年前无明显诱因渐出现乏力，遂至当地医院就诊，查血常规示白细胞 2.6×10^9/L，未予重视。其后 1 年间，乏力间断出现，多次复查血常规示白细胞 2.6×10^9/L ～ 3.3×10^9/L 之间，当地医院给予利可君及升白胺口服，未坚持服用。近半年来，乏力加重，并出现口干、眼干，遂至当地医院免疫科诊治，查抗核抗体（+），SSB（+），诊断为干燥综合征。给予醋酸泼尼松片 30mg，口服，每日 1 次；硫酸羟氯喹 20mg，口服，每日 2 次。患者因惧怕西药副作用，拒绝服用，为寻求中医药治疗，遂于我院就诊。就诊时患者乏力，双下肢沉重，腰膝酸软；面色㿠白，伴口干、眼干，关节无肿痛；纳呆，眠安，二便调。

诊查：舌淡胖、苔薄白，脉沉细。

实验室检查：血常规示白细胞 2.7×10^9/L，红细胞、血小板、血红蛋白均正常；血沉 28mm/h；C 反应蛋白 12mg/L；类风湿因子 327U/L；生化均正常。

诊断：燥痹。

辨证：脾肾两虚，精血乏源。

治法：健脾益肾，补气填精。

方药：四君子汤合左归丸加减。

蜜黄芪 30g，太子参 15g，白术 15g，茯苓 15g，黄精 30g，熟地黄 15g，山茱萸 10g，山药 10g，枸杞子 10g，菟丝子 10g，女贞子 10g，旱莲草 15g，菊花 15g，天花粉 15g，石斛 15g，生甘草 10g。84 剂，水煎服，日 1 剂，分 2 次服。

二诊：2011 年 11 月 18 日。服用上方 3 个月后，乏力减，双下肢沉重不明显，眼干症减，仍有口干，复查血常规示白细胞 4.3×10^9/L，舌淡红，苔薄白，脉沉细。上方加用麦冬 10g、沙参 10g，继服 3 个月以巩固疗效。

诊疗结局：乏力减轻，双下肢沉重不明显，眼干口干减轻，血常规白细胞升至正常，病情基本缓解。

19.《范永升应用一贯煎治疗干燥综合征验案举隅》

孙某，女，48 岁。2016 年 2 月 5 日初诊。

患者患有干燥综合征多年，目干、眼干明显，鼻部红斑，伴有咽痛，右胁下疼痛，腰膝酸软时有，大便偏稀，舌红苔薄腻，脉细数。实验室检查，ANA1∶160，抗 SSA（＋），抗 RO–52（＋）。

诊断：燥痹；肝肾阴虚，脾虚湿滞夹毒。

治法：滋养肝肾，健脾化湿，清热解毒。

方药：一贯煎加减。

生地黄 15g，北沙参 30g，枸杞子 30g，麦冬 15g，当归 10g，川楝子 9g，青蒿 20g，生甘草 12g，飞滑石 30g（包），厚朴花 9g，扁豆衣 10g，金银花 12g。共 14 剂，每日 1 剂，早晚分服。

2 月 19 日二诊时患者自诉口眼干燥症状大减，咽痛已无，大便仍未成形，舌红苔薄腻，脉细数。原方去金银花，加炒薏米 30g，再进 14 剂。

3 月 4 日三诊时大便已成形，一日一行，遂前方去厚朴花、扁豆衣、飞滑石，川楝子改为 6g，炒薏米改为 20g 继续服用。随访半年，目前病情控制稳定。

20.《阎小萍治疗干燥综合征经验》

患者，女，65 岁。2014 年 6 月 5 日初诊。

口干、眼干 13 年，伴左膝关节痛 2 年，近年来症状呈进行性加重，进食干性食物需要水送，牙齿斑块状脱落，鼻腔干燥不明显，偶见双手指关节疼痛。就诊于某医院查抗 SSA（＋）、抗 SSB（＋）、ANA（＋），并经唇腺活组织检查等诊断为原发性干燥综合征，曾口服甲氨蝶呤、强的松、硫酸羟氯喹、来氟米特等西药，症状未见明显改善，为求进一步诊治就诊于我科门诊。现症见：口干、口渴，进食干性食物需水送下，眼睛干涩，无眼泪，鼻腔干燥，猖獗性龋齿后现为假牙，无明显皮肤干痒，左膝关节疼痛，不红、不肿、不热，活动后疼痛加重，休息后缓解，无明显畏寒或怕热，头部颤动明显，饮食睡眠尚可，大小便正常，舌淡红略暗、苔薄白少津，脉沉细略涩。

中医诊断：燥痹，肝肾不足证。

西医诊断：干燥综合征。

治法：补益肝肾，育阴清热。

处方：生地黄15g，砂仁10g，山药15g，山茱萸20g，茯苓15g，牡丹皮12g，泽泻20g，泽兰15g，玄参12g，玉竹15g，沙参10g，麦冬12g，天冬10g，青风藤25g，天花粉15g，续断25g，桑寄生25g，杜仲20g，徐长卿15g，桑枝25g。28剂，每日1剂。

2014年7月4日二诊：患者口干、眼干症状轻度缓解，左膝关节仍有疼痛，左手麻木，轻微不自主颤动，无发热，无明显畏寒怕冷，纳眠可，二便调，舌淡红略暗、苔薄白少津，脉沉细略涩。上方加减如下：生地黄20g，砂仁10g，山药15g，山茱萸20g，茯苓15g，牡丹皮12g，泽泻20g，玄参12g，玉竹15g，沙参10g，麦冬12g，天冬10g，青风藤30g，天花粉15g，续断25g，桑寄生30g，杜仲20g，徐长卿15g，桑枝30g，威灵仙15g，醋延胡索20g。30剂，每日1剂。

2014年7月31日三诊：口干较前好转，但吃干性食物仍需水送服，眼睛干涩，使用人工泪液，视物模糊，膝关节发困，无明显乏力，无畏寒怕冷，纳眠可，二便调，舌淡红略暗、苔薄白，脉沉弦细。继服中药处方如下：生地黄20g，砂仁10g，山药15g，茯苓15g，牡丹皮12g，泽泻15g，玄参15g，玉竹15g，沙参10g，麦冬12g，天冬10g，青风藤30g，天花粉15g，续断25g，桑寄生30g，生杜仲20g，徐长卿15g，桑枝30g，醋延胡索20g，补骨脂30g，连翘20g，地骨皮10g，蜜桑白皮10g。30剂，每日1剂。

2014年8月29日四诊：患者诉口干较前好转，口中有唾液，仍有眼干、鼻干，但较前好转，膝关节疼痛明显减轻，继续门诊治疗。

21.《娄玉钤教授运用竹叶黄芩汤加减治疗干燥综合征》

患者，女，45岁。

主诉：四肢关节疼痛伴口眼干燥2年。患者2年前无明显诱因出现双膝、双肩关节疼痛，口干口苦，饮食稍干则难以下咽，双目干涩，少有眼泪，至北京某院予益肾蠲痹丸、湿热痹颗粒服用2个月，效不明显。3个月前，至某院住院治疗，效欠佳。现症：双膝关节肿痛，左膝为甚，局部热感，不能下蹲，双肩关节疼痛，压痛Ⅱ级，口干口苦，眼干涩无眼泪；五心烦热，午后尤甚，心悸，体倦乏力，大便干，小便黄；舌质暗，苔黄腻，脉弦数。

中医诊断：燥痹，虚热夹瘀型。

西医诊断：原发性干燥综合征。

处方：淡竹叶30g，黄芩9g，石膏9g，麦冬15g，白芍9g，茯苓12g，清半夏6g，西洋参9g，生地黄12g，大黄6g，生姜18g，甘草6g，薏苡仁9g，忍冬藤30g，丹参30g。中药汤剂30剂，配服院内制剂中成药热痹清片益气养阴、清热通络；瘀痹平片养血活血、通络止痛。

治疗1个月后，患者口干口苦症状减轻，双肩关节疼痛减轻，眼干症状同前未有减轻。二诊在首方基础上加青葙子15g，香附15g，地龙30g，生地黄增至30g，茯苓增至30g，中成药继服。3个月后，患者口干口苦症状消失，已能下咽饼干类食物，眼干症状减轻，双肩关节疼痛消失，双膝关节时有疼痛，仍下蹲困难。后在二诊方剂基础之上适时调整，坚持治疗6个月，随访2个月，病情稳定，未再复发。

22.周翠英医案

刘某，女，54岁。2003年5月24日初诊。

患者2年前出现进行加重的口干，进固体食物需用水冲服，眼干涩少泪，全身肌肉酸痛，双下肢体泛发性瘀斑，纳差，形体渐渐消瘦，伴有四肢关节疼痛，屈伸不利，曾到多处求治。西医诊断为：干燥综合征合并高丙种球蛋白血症，经治疗症状无明显改善。刻下症见：口干，眼干涩，皮肤干燥，散在性皮下瘀斑，形体消瘦，四肢关节屈伸不利，纳呆，倦怠乏力，气短，动则心慌、汗出，大便溏薄，舌淡边有齿痕，舌苔薄或腻或少苔，脉细。

中医诊断：燥痹。

西医诊断：原发性干燥综合征。

辨证：气阴两虚证。

治法：健脾益气养阴，活血祛瘀。

处方：黄芪 15g，山药 15g，石斛 12g，焦山楂、焦神曲、炒麦芽各 12g，升麻 12g，当归 12g，紫草 12g，炙甘草 6g。10 剂，每日 1 剂，水煎 2 次混合，分 4 次服。

二诊：患者诉口干咽燥稍好转，余无明显改善，瘀斑仍明显，方去石斛，加红花、柴胡各 6g，服法同前。

三诊：患者诉口干咽燥较前好转，瘀斑较前减少，改黄芪为太子参，去红花，服法同前。

四诊：上症明显好转，守方加减治疗半年，诸症消失，随访 1 年未复发。

23.《名中医特需门诊·董振华》

王某，女，62 岁。2009 年 6 月 6 日初诊。

口眼干燥，双手掌皮肤疱疹，溃烂 1 年，半年前当地医院诊断为干燥综合征，用小剂量加强泼尼松龙和白芍总苷治疗至今。现口眼干燥，咽喉白色黏液不利，双手掌皮肤较密集水疱疹，破溃瘙痒，胃脘胀满，大便不爽，下肢无力，舌红苔白腻少津，脉沉细。

辨证：肺胃阴虚，湿热浸润。

治法：润肺养胃，化湿清热。

处方：生地黄 10g，黄芩 10g，枳壳 10g，天冬 15g，麦冬 15g，茵陈 15g，石斛 15g，柴胡 15g，赤芍 15g，威灵仙 15g，天花粉 30g，炙甘草 6g。

服药 3 周后，胃脘舒适，较前有力，手掌皮肤溃烂略减，仍有口眼干燥。继以原方加重化湿、燥湿之力。处方：生地黄、熟地黄、天冬、麦冬、黄芩、牡丹皮、升麻、苍术、黄柏、苦参各 10g，鬼箭羽、赤小豆各 15g，石斛 20g，白花蛇舌草、蒲公英、土茯苓各 30g，生甘草 6g，15 剂。手掌皮肤溃烂痊愈，口眼干燥缓解。原方加减调治 3 个月，随诊至今，病情稳定。

24.《名中医特需门诊·董振华》

吴某，女，52 岁。

眼干、口干伴四肢小关节疼痛 1 年，经眼科、口腔科检查及唇腺活检，确诊为干燥综合征。近 6 个月出现咳嗽、喘息。体检：双肺呼吸音粗，肺底可闻爆裂音。查：WBC 14.05×10^9/L，NEUT 86.4%，LY 9.7%，ESR 74mm/h，ALB 52%，RF 40.5IU/mL，ANA 1∶160，血气分析：PO_2 269.9mmHg，PCO_2 236.3mmHg，pH 7.433，氧饱和度 94.6%，碳酸氢根 23.9mmol/L，胸片：双肺间质纹理增厚，部分呈网状改变，其间散在小斑片模糊影，双肺间质性病变，气管前上腔静脉后淋巴结肿大。诊断为：干燥综合征、肺间质纤维化、肺部感染。给予泼尼松龙、环磷酰胺、富露施、沐舒坦止咳化痰对症治疗。治疗 1 个月后症状减轻，双上肺病变吸收好转，但仍有憋气，活动后气促。中医方面：发热，咳嗽少痰，黏稠，气短不足以息，动则喘憋，乏力汗出，周身酸痛，口眼干燥，纳可，腹胀，大便调，舌胖大质红黯，苔薄白，舌下静脉青紫迂曲，脉沉细无力。

辨证：心肺气虚，痰湿内停，瘀血阻络。

治法：升气益肺，祛痰平喘，化瘀通络。

方药：升陷汤加味。

黄芪 30g，知母 10g，柴胡 10g，桔梗 10g，升麻 10g，当归 10g，丹参 30g，赤芍 10g，红花 10g，海浮石 30g，金荞麦 30g，鱼腥草 30g，冬瓜仁 30g，生薏苡仁 30g，浙贝母 10g，杏仁 10g，黄芪 10g。

连服 20 剂，咳嗽已止，憋闷减轻，由原来步行 50 米到 200 米，再以上方加减治疗 1 个月，一直为发热，气短不足以息好转，喘憋、口眼干燥亦减轻，体力明显增强，复查 ESR 28mm/h，RF（－），ALV51.7%，球蛋白 4.2%，5 个月后停用 CTX，随诊病情稳定。

25.《名中医特需门诊·周乃玉》

患者，女，49 岁。2001 年 4 月初诊。

主因间断周身关节痛 7 年，口眼干燥 2 个月就诊。患者自 1994 年冬季出现双手近端指间关节、双足趾、双腕、双肘、双膝关节疼痛、肿胀伴有晨僵，活动 1 小时后缓解。外院检查：RF 128IU/mL，双手、双腕关节 X 线片：双手诸骨骨质疏松，近端指间关节间隙变窄，双腕关节部分融合，并有小囊状改变。诊断为类风湿关节炎，给予甲氨蝶呤、帕夫林。近年来病情反复发作，逐渐加重，近 2 个月来，自觉口干多饮，外出须带水杯，双目干涩有异物感，泪水明显减少，倦怠乏力，纳呆，自汗。2001 年 3 月查：血尿便常规正常，肝肾功能正常，空腹血糖 5.6mmol/L，RF 512IU/mL，ESR 60mm/h，CRP 25mg/dL，IgA 升高，C3 低于正常，ANA1：640，SSA、SSB（＋），双眼泪液流率试验 4mm，孟加拉红角膜染色阳性，唾液流率 0.05mL/min，双侧腮腺造影，末梢导管小球状扩张。唇黏膜活检：灶性大量淋巴细胞浸润，查体：舌淡红边有齿痕，苔少，脉沉细。

诊断：燥痹。

辨证：脾虚津亏。

治法：健脾益气生津，兼以滋补肝肾。

处方：生黄芪 30g，白术 10g，炒山药 10g，甘草 10g，云茯苓 20g，玄参 15g，白芍 15g，防风 10g，太子参 30g，枸杞子 15g，山茱萸 15g，柴胡 10g，升麻 10g，丹参 15g。

二诊、三诊：口眼干燥症状明显改善，关节疼痛亦减轻，晨僵 30 分钟可缓解，前方随症加减再服。

2001 年 6 月 21 日四诊：患者诉双眼干涩明显减轻，泪水增多，口干明显好转，晨起饮 1 杯水口干消失，吃干食亦不再用水送服，周身乏力，多汗症状消失，关节遇天气变化时隐痛。检查：双眼泪液流率试验 8mm，孟加拉红角膜染色阴性，唾液流率＞1mL/min，唇黏膜活检：中度淋巴细胞浸润。方药：上方加穿山甲10g，白花蛇舌草30g，继服15剂。

26.《江苏名医医案·刘永年》

朱某，女，45岁，干部，已婚。1999年12月23日初诊。

主诉及病史：反复腹泻、疲乏气短17年。患者自1982年起反复腹泻，大便日解7～8次，甚至十数次不等，并逐渐感全身疲乏气短，纳食减退。初起检查血沉快（最高达126mm/h），球蛋白增高，曾诊断为"高球蛋白血症"，用强的松、胸腺肽治疗，但效果不显。纤维肠镜检查，诊断有"慢性结肠炎"。近几年来持续腹泻，大便日解多次，少则7～9次，多达十数次，质稀夹有不消化物，便时偶有腹痛肠鸣。食欲不振，面容憔悴，多发性龋齿，疲乏无力，动则气短，口干眼涩，关节不痛。

诊查：舌质红有裂纹、苔少、脉细。面色萎黄，下肢不肿。化验：血常规：WBC 2.1×10^9/L，血清ANA（＋），ESR 87mm/h，双侧角膜荧光实验（＋）。泪流量测定：左眼5mm/5min，右眼6mm/5min。唇腭黏膜活检见腺泡内大量淋巴细胞浸润。

辨证：肺脾气虚，邪毒滞络，津液失敷。

治法：益气健脾，解毒润燥，活血布津。

方药：七味白术散化裁。

太子参15g，葛根12g，怀山药15g，炒白术10g，土茯苓15g，生甘草、炙甘草各3g，杭白芍10g，薏苡仁15g，紫丹参15g，鸡内金5g，神曲10g，黄精12g，黄连3g。7剂。

二诊：口眼干燥已不显著，大便次数减少，日解3～4次，偶有下腹隐痛，面色无华，疲乏无力，胃纳一般，另诉近年来入冬则经常咳嗽，易于气短，动则气喘，舌质淡红有裂纹、苔少，脉濡细。原法既效继进。

处方：太子参15g，葛根12g，白术10g，土茯苓15g，生甘草、炙甘草各3g，紫丹参15g，功劳叶12g，鸡内金5g，菟丝子12g，黄精15g，鸡血藤12g。7剂。

三诊：咳嗽气短减轻，胃纳尚好，大便溏软，次数续有减少，口干不甚，仍面色少华，气短疲乏，苔脉同前，治疗原法出入再进。上方去鸡内金、鸡血藤，加怀山药15g，黄芪15g。7剂。

四诊：大便溏软改善，日解两次，疲乏气短已有减轻，面色欠华，胃纳增加，形体消瘦，目睑微浮，口不渴，眼不涩，舌质光滑苔薄，脉细，乃脾肾气虚，津布失常。治以益气运脾，补肾纳气，活血布津。

处方：炙黄芪15g，太子参15g，炒白术10g，茯苓15g，生甘草、炙甘草各3g，葛根12g，赤芍、白芍各10g，丹参12g，菟丝子12g，神曲10g，鸡内金6g，补骨脂10g。14剂。

患者经上述治疗后，口眼干涩基本消失，长期腹泻得以缓解，复查血沉降至34mm/h，WBC升至4.1×10^9/L，尿蛋白消失，两眼泪流量基本正常，左眼14mm/5min，右眼15mm/5min。

27.《王新陆医论医案集》

孙某，女，47岁。门诊病历。2009年10月10日初诊。

患者因口眼干燥5年余，加重2个月就诊。就诊时口眼干燥，形体消瘦，神疲乏力，头晕耳鸣，视物昏花，心烦潮热，皮肤干燥瘙痒，食少便秘，月经量少，易腹泻，1天最多可达4～5次，常因饮食不甚而加重。舌干红少苔，脉细。

实验室检测：ANA、SSA、SSB（＋），RF（＋），ESR51mm/h，泪流量：左6、右2，角膜荧光染色（＋），含糖试验＞30min，唇腺活检：有大量淋巴细胞浸润，部分腺体萎缩。腮腺造影示：双侧腮腺导管腊肠样变。

诊断：燥证。

辨证：肝肾阴虚。

治法：滋补肝肾。

处方：麦冬15g，山药15g，枸杞子15g，女贞子10g，山茱萸15g，玄参6g，菊花15g，五味子10g，白蒺藜10g，云茯苓10g，炒白术10g，砂仁6g，木贼草10g，柴胡6g。

上方化裁治疗3个月后，口眼干燥明显改善，其他症状基本消失，泪流量：左5mm/5min、右6mm/5min，角膜荧光染色（＋），含糖试验

＜15min，继服1个月以巩固疗效，随访至今无复发。

28.《津沽名家学术要略第四辑·刘维》

秦某，女，50岁。2011年2月17日初诊。

主诉及病史：口眼干20年，加重伴低热1个月。患者20年前出现口干眼干，于北京某医院做相关免疫学检查及唇腺活检，诊断为干燥综合征，予糖皮质激素、甲氨蝶呤、来氟米特片等治疗，症状略减轻，近1个月出现间断低热。现症：间断低热，最高温度37.6℃，口干，进食需饮水送下，眼干，视物欠清，干咳少痰，猖獗龋齿，纳可，寐安，大便干，小便调，舌质红苔少而干，脉弦细数。

西医诊断：干燥综合征。

中医诊断：燥痹，阴虚热毒。

治法：清热解毒，滋阴润燥。

处方：五味消毒饮合沙参麦冬汤加减。

金银花20g，菊花15g，蒲公英10g，紫花地丁10g，北沙参20g，麦冬20g，桑叶20g，玄参20g，赤芍15g，芦根30g，生甘草6g。7剂，日1剂，水煎服。

二诊：2011年2月26日。间断低热，体温最高37.6℃，口干渴欲饮水，口角皲裂，舌红苔少而干，脉弦细。

前方增量至北沙参30g，麦冬30g，玄参30g，另加生石膏20g，竹叶10g，百合20g。7剂，日1剂，水煎服。

三诊：2011年3月17日。发热渐退，体温不高于37.0℃，口干渴较前好转，仍眼干，视物欠清，舌质红苔少薄白，脉弦细。

前方加女贞子10g，墨旱莲10g。7剂，日1剂，水煎服。

四诊：2011年3月24日。体温基本正常，口干眼干较前好转，效不更方，仍拟清热解毒，滋阴润燥。前方继服。

后随诊，病情稳定，体温正常。

第九章

临床与实验研究

自从干燥综合征被提出、规范诊断及治疗以来，越来越多的研究者进行了相关的临床研究及实验研究，以期能对本病的病因、发病机制、诊断、治疗、预后等方面有更深的认识。

一、临床研究

1. 对干预措施、治疗效果的评价

西医学对干燥综合征的治疗主要包括替代治疗和系统性治疗。前者即对症治疗，指应用泪液或唾液等替代品以保持湿润，可应用于眼、鼻腔、口腔、阴道及皮肤，来改善口干、眼干及其他部位的干燥症状；后者包括使用刺激外分泌腺分泌功能的药物，以及对有内脏器官损害时，如肺间质病变、肾脏损害、神经系统病变及血管炎等，可能需要糖皮质激素（或）细胞毒性药物的治疗，来控制和延缓因自身免疫反应而引起的组织器官损害的进展。因此，在对干预措施治疗评价临床疗效时，多采用这些药物来评价，如 Ramos–Casals M 等的一项包括 1597 人的 36 项临床随机对照实验荟萃发现，使用唾液代用品可以有效地改善干燥综合征患者的口干症状，但不能增加唾液分泌；Gottenberg JE 分别给予干燥综合征患者羟氯喹治疗和安慰剂治疗，24 周后评价口眼干燥、疼痛、疲劳改善情况，发现二者无明显差异。也有一些报道指出，免疫抑制剂能缓解干燥症状，但不能改善客观指标。近年来，随着生物制剂的应用，部分研究者开始考虑生物制剂治疗干燥综合征患者的可能性，主要集中在 B 细胞的清除治疗，如抗 –CD20 和抗 –CD22 单克隆抗体。研究中发现利妥昔单抗对于控制关节炎、皮肤血管炎、疲劳以及提高生活质量有效，其缓解干燥症状的作用不明显。Meijer JM 对干燥综合征患者的临床随机对照研究发现，利妥昔单抗能够明显改善唾液流率、B 细胞数目、RF 水平、唾液腺和泪腺功能、疲劳、生活质量以及干燥症状，持续 24 周，但随着 $CD20^+B$ 细胞的恢复，唾液流率也逐渐下降。Devauchelle–Pensec V 的研究也得出类似的结论，认为在 24 周或更早前，利妥昔单抗能改善临床症状。Steinfeld SD 则对 16 名干燥综合征患者采用抗 –CD22 单抗（依帕珠单抗）治疗并随访 6 个月，发现绝

大部分患者都有显著的临床效果，且耐受性好。

中医学对干燥综合征有着独特的认识及丰富的治疗方法，认为干燥综合征总属"燥痹"范畴，不离内燥津亏、阴液不足之病机。现代医家又依据其自身临床经验，有瘀血、燥毒、痰湿、虚热等不同认识，在治疗上随证、分期辨证论治，临床研究中可见采用中药汤剂、中成药、中药联合西药、针刺、代茶饮、食疗等方法治疗。临床研究中使用中药汤剂来治疗干燥综合征的，多为经典古方，或名老中医自拟方或临床观察发现疗效显著的方剂。如王琬茹将 80 例干燥综合征患者随机分为中药补肾清热育阴汤组 40 例和硫酸羟氯喹组 40 例，发现治疗 12 周后中药组患者总有效率明显优于西药组，干燥综合征疾病活动指数、中医证候积分均较前显著降低，口干症状、眼干症状、血沉、C 反应蛋白、免疫球蛋白 M 等方面改善优于西药组，认为补肾清热育阴汤治疗可有效改善肾虚气阴两虚型患者口眼干症状，并可抑制免疫炎症。李肖将 50 例干燥综合征患者随机分为常规治疗对照组和基础治疗上加用玉屏风散合沙参麦冬汤加减治疗的观察组，发现在西医常规对症治疗基础上加用玉屏风散合沙参麦冬汤加减治疗原发性干燥综合征，可有效缓解患者临床症状，提高临床疗效，值得临床推广应用。中药联合西药的临床研究多为中药汤剂（自拟方）联合免疫抑制剂，如袁乃荣对 60 例原发性干燥综合征患者的临床研究表明，养阴通络方联合硫酸羟氯喹片治疗阴虚血燥型原发性干燥综合征疗效确切，能明显改善口干、眼干症状，可能与降低 ESR 及免疫调节有关；张宝国采用滋阴润燥生津汤联合硫酸羟化氯喹治疗干燥综合征患者也得出类似结论；刘怡采用帕夫林胶囊联合甲氨蝶呤治疗干燥综合征 6 个月，发现疗效比甲氨蝶呤组显著，安全性较高，不良反应发生率较低；姜淑华等对 100 例干燥综合征肝损伤患者进行研究，发现一贯煎合谷胱甘肽治疗干燥综合征肝损伤疗效显著，且能显著改善血液流变学相关指标及 IgG、AST、ALT 水平。其他疗法如针刺疗法也有报道，如寇吉友选取 25 例阳虚型干燥综合征患者，采用针刺结合温润附葛汤治疗，针刺选取牵正、金津、玉液、睛明等穴位，1 次 / 日，同时口服温润附葛汤，发现治疗 4 周后总有效率为 96%，方糖试验计分较治疗前明显降低。

在这些临床研究的基础上，一些研究者采用 meta 分析等方法，以发掘更高等级的证据及更多的数据，为临床治疗提供依据。罗辉的一项纳入 52 项随机对照试验，涉及 3886 例干燥综合征患者，截止至 2010 年 10 月 15 日的 meta 分析显示，在临床症状总体改善方面，中药与西药对比、中药联合西药与单纯使用西药对比，试验组疗效优于对照组，差异有统计学意义；在泪腺功能改善方面，中药与西药对比、中药联合西药与单纯使用西药对比，试验组疗效优于对照组；在实验室指标检测方面，中药改善血沉的疗效优于对照组；其他指标如 C 反应蛋白，类风湿因子，IgG、IgA、IgM 的改善，两组未见显著差异。中药组的不良反应主要表现为腹泻等胃肠道症状，但西药对照组的不良反应高于中药组。认为中药治疗干燥综合征具有改善症状的疗效。但由于纳入研究的质量不高，仍需要多中心、大样本及双盲的随机对照试验加以验证。郑炜等筛选 CNKI、万方及 VIP 中中医药治疗干燥综合征的临床文献，利用中医传承辅助平台的数据挖掘功能，分析并总结中医药治疗干燥综合征组方的用药特点。结果筛选出符合标准的中医药治疗干燥综合征的文献 258 篇，治疗干燥综合征的方剂 355 首，涉及中药 323 味，使用频次 ≥ 10 的药物有 88 味，如麦冬、地黄、北沙参、白芍、当归、玄参、石斛、枸杞子、黄芪、山药、甘草、丹参、茯苓等，这些药物多有养阴润肺、滋阴清热功效；进而演化出 3 ～ 5 味药的核心组合 60 个，其中亦不乏养阴清热、健脾益气、温阳通络之临床常用组合，如玉竹 + 石斛 + 花粉、白术 + 猪苓 + 茯苓、桂枝 + 干姜 + 附子等；以核心组合为基础，通过聚类分析，从而形成了 30 个新方，以墨旱莲、女贞子、玉竹、石斛等养阴清热之品为组方之基础，偏于肝肾阴亏、痰浊内阻，则佐之以独活、续断、络石藤等补肾通络之品；偏于气阴两虚，兼有瘀血内阻，则加用红花、川芎、桃仁等活血化瘀；偏于阴损及阳，则用桂枝、干姜、附子、肉桂、丁香之品以阳中求阴。认为：养阴生津法为治疗干燥综合征的基本原则，同时新处方当中含有大量通络药，不仅有秦艽、薏苡仁等清络药，亦有桃仁、红花、白芥子等活血化痰通络药，络石藤、首乌藤等藤类通络药，僵蚕、蕲蛇等虫类搜络药，为临床治疗和科研提供新的参考。

2. 对发病特点、诊断及并发症的再认识

本病的诊断依赖于临床、血清和病理的检查结果，不少研究者探讨了其他检验、检查在临床诊断的运用并予以研究。如陈绍琦探讨声辐射力脉冲弹性成像（ARFI）声触诊组织定量（VTQ）技术诊断早期干燥综合征涎腺病变的应用价值，认为能诊断早期干燥综合征患者涎腺病变，弥补常规超声检查的不足；但VTQ技术诊断中晚期涎腺病变的价值与常规超声检查相当；王艳艳探讨干燥综合征的腮腺核磁影像学表现，认为其腮腺核磁显示弥漫性脂肪沉积，腮腺导管成像显示弥漫性末梢导管扩张的特征性表现，结合分级可评估腮腺受累程度。核磁可作为首选检查手段，联合腮腺导管成像可提高诊断准确性。荀春华收集143例干燥综合征和120例原发性胆汁性肝硬化患者血清，以分析比较二者抗核抗体核型和抗线粒体抗体核型分布特征，认为此检测可用于二者的鉴别诊断。这些研究对提高疾病的诊断率及准确性提供了依据，但尚需要更大样本及大范围的研究。

一些研究者报道了干燥综合征的并发症表现，并对此进行再认识。刘正钊回顾性分析62例原发性干燥综合征伴肾损害患者的临床表现和肾脏病理特征及预后，认为原发性干燥综合征肾损害以尿浓缩功能减低和RTA伴低钾血症最为常见，肾脏病理主要为间质性肾炎，少部分患者可有系膜增生伴IgA沉积、肾小球膜性病变，远期预后较好；部分研究者报道了临床少见的病例，如武加标报道了1例肾小管酸中毒伴骨软化继发于干燥综合征的患者，结合文献复习后发现，既往报道的10例类似患者均为女性，首发症状均不同，多以（60%）骨痛和肢体无力起病，治疗上纠正酸中毒，中性磷对症治疗，系统性应用糖皮质激素被证明有效。

3. 中医证候分型分布研究

由于中医学讲究辨证论治，因此在对干燥综合征的认识上，不同医家结合自身临床经验以及对疾病的认识，有不同的看法。如董振华重视瘀在本病形成中的重要作用，将本病分为四型：燥毒瘀结型、阴虚血瘀型、气虚血瘀型、气滞血瘀型；陆安康则认为阴液亏虚为本病病理基础，气血不足及痰瘀的产生是其内在病机，临床分为阴虚内热型、气阴俱虚型、湿热型、脾肾阳虚型、痰瘀阻滞型五型论治。马武开等对干燥综合征中医证候分类临床文献研究结果显示，符合研究标准的 16 篇文献共 1316 例病例中，干燥综合征的证候分布特点以阴虚和阴虚夹实为主，阴虚是主要证候类型，瘀血是其发病中的 1 个主要因素。刘维等对 376 例干燥综合征患者，根据中医辨证，将其分为 4 型，阴虚证候为干燥综合征患者的共有证候，除单纯的阴虚证候外，还有气阴两虚、阴虚热毒和阴虚血瘀等证候。中医证候分型尚无统一认识，但总离不开内燥津亏这一基础病机，兼有瘀血、燥毒、痰湿等相互作用，从脏腑、三焦、气血津液辨证论治。

二、实验研究

通过复制干燥综合征的动物模型对干燥综合征的发病机制及干预措施进行研究尤为重要。鉴于干燥综合征临床及病理表现的复杂性，理想的干燥综合征动物模型也应该具备类似的疾病特征：临床表现具有泪腺、唾液腺分泌功能降低的特点；组织学表现为泪腺、唾液腺局灶性单核炎性细胞浸润；唾液腺导管上皮及腺泡进行性破坏和丧失；血清学显示高丙种球蛋白血症，抗核抗体、抗 SSA、抗 SSA、类风湿因子阳性，免疫生物学显示每个浸润灶 > 50 个淋巴细胞 /mm^2 浸润，CD$_4^+$T 细胞 > CD8$^+$T 细胞，淋巴细胞凋亡障碍或减弱，且理想状态下无其他疾病。但目前的干燥综合征动物模型只能从某些侧面模拟干燥综合征患者的总体表现，尚无一种非常理想的干燥综合征动物模型作为研究工具，因此，研究发掘出适合临床研究的动物模型非常重要。

近年来报道的干燥综合征模型可分为免疫诱导型、自发型、转基因型。免疫诱导模型常采用同种或不同种鼠类的颌下腺匀浆或颌下腺的蛋白提纯物，与等量的弗氏完全佐剂混合作为抗原。后来有学者进一步添免疫佐剂，如克雷伯杆菌内毒素、百日咳杆菌、百日咳毒素等，成功诱导 Lewis 大鼠、SMA 小鼠、C57BL 小鼠产生了实验诱导的自身免疫性涎腺炎。Zeng P 等对 80 只免疫介导的 C57BL/6J 小鼠研究显示，模型组在第 6 周器官出现明显病理改变，表现为颌下腺损伤和淋巴细胞浸润，以及肺、肾、脾脏损害等，第 8 周，这种模型明显从自身免疫的角度模拟了干燥综合征的发病机制，具有典型的颌下腺淋巴细胞浸润病灶，可检测到针对颌下腺的自身抗体，但缺少对此类模型的深入研究，唾液腺病理改变与功能改变的关键环节尚不明确。

近年来，研究较多的自发型干燥综合征模型包括 NOD、MRL、NFS/sld 等品系。最初在研究 I 型糖尿病的模型时，发现 NOD 小鼠在 10 ～ 12 周龄时外分泌腺出现淋巴细胞浸润，16 周龄时出现外分泌腺功能降低，血清学研究发现了抗 SSA、抗 SSB 等自身抗体。自此 NOD 小鼠被认为是研究干燥综合征的合适动物模型。NOD 小鼠的颌下腺浸润灶发现的淋巴细胞以 T 细胞为主，$CD4^+$ 约占 45%，$CD8^+$ 约 15%，而 B 细胞约为 20%；泪腺中 B 细胞比例高一些，约 30%，但启动单核细胞在外分泌腺的浸润过程的原因目前还不清楚，颌下腺组织表达的多种促炎性因子，包括 IL-1b、IL-6、IL-7、IL-10、IL-17、IL-23、IFN-γ 和 TNF-α 等升高；IFN-γ 及 IFN-γR 基因敲除的 NOD 小鼠，没有异常的颌下腺蛋白表达（如细胞基质金属蛋白酶），其颌下腺的腺泡细胞凋亡水平也不升高，20 周龄时不能出现针对颌下腺的免疫反应；NOD-scid.IFN-γ-/- 新出生小鼠的颌下腺形态发生是正常的，而 NOD 新生小鼠则不正常，可见 IFN-γ 不仅在自身免疫性涎腺炎晚期具有重要作用，在自身免疫发生前也具有不依赖于免疫因素的作用，但是 IFN-γ 通过何种机制发挥作用仍然不得而知；E2F-1 纯合子型 NOD 小鼠存在 E2F-1 功能缺陷，E2F-1 是 T 细胞增殖、分化和凋亡的重要调节因子，可导致胸腺细胞和外周 T 细胞凋亡障碍，因此该模型小鼠更易发生 I 型糖尿病及干燥综合征；Nguyen CQ 等学者发现 C57BL/6.NOD -Aec1Aec 2.C3-/- 小鼠的腺泡细胞凋亡减少，细胞凋亡蛋白酶 -3 水平降低，颌下腺缺乏白细胞浸润并保持正常的组织结构，与干燥综合征相关的自身抗体合成减少，唾液分泌保持正常，且呈现出包括丝氨酸激酶和腮腺分泌蛋白水解活性激活的早期病理改变，这提示了补体 C3 参与了干燥综合征自身免疫的发生。

NOD 小鼠在出现干燥综合征样病变表现之前，颌下腺的蛋白水解活性出现异常，凋亡加剧，IFN-γ 及 Toll 样受体 3、Toll 样受体 7 相关通路被激活。有研究认为，Idd3、Idd5、TNF 超家族成员 4 基因可能是 NOD 小鼠携带的干燥综合征易感基因。Bulosan M 的研究显示，炎性凋亡蛋白酶在促炎性微环境形成中是不可或缺的，而且影响了上皮细胞死亡增多；此外，颌下腺病灶中存在缺乏 CCR5 表达的 DC 细胞，促进了颌下腺促炎微环境的形成。神经系统对唾液腺功能也有影响。NOD 小鼠对副交感神经刺激及毒蕈碱受体 3 被激活产生的血管舒张反应明显降低，这可能导致唾液腺功能降低。

MRL 小鼠模型的报道始于 1982 年，该品系小鼠可自发产生系统性红斑狼疮样病变，且伴有颌下腺导管周围淋巴细胞浸润，可作为继发性干燥综合征的模型。MRL/lpr 小鼠携带的 lpr 突变基因，存在与凋亡有关的基因缺陷，其中与泪腺炎关系较大的基因存在于 1、3、5 号染色体，与唾液腺炎相关的基因存在于 1、2 号染色体，因此 MRL/lpr 小鼠易发生淋巴结病变及系统性红斑狼疮（SLE）样免疫系统病变。有研究发现 MRL/MpJ-Faslpr 小鼠眼结膜从 16 周开始出现淋巴细胞浸润，抗 ANA、抗 SSA 抗体阳性；NFS/sld 基因突变小鼠作为干燥综合征模型首见于 1994 年，其常染色体隐性遗传基因能导致颌下腺分化障碍。对出生 3 天的 NFS/sld 小鼠行胸腺切除术后，能自发出现颌下腺、泪腺淋巴细胞浸润，血清学可检测到类风湿因子及抗 α-fodrin 自身抗体阳性，约 24 月龄时可出现关节炎。有人推测活化诱导的细胞死亡（AICD）随年龄增长发生紊乱，是导致干燥综合征模型腺体外病变的关键因素。

转基因模型包括 IL-12 转基因 SJL 小鼠模型、IL-14α 转基因模型、血小板反应蛋白（TSP-1）缺陷小鼠模型、肌动蛋白 1 基因敲除 (Act1-/-) 小鼠模型、细胞分化抑制因子 3 基因敲除 (Id3-/-) 小鼠模型等，不同模型有不同特点。

IL-12 转基因 SJL 小鼠模型利用转基因技术，使 SJL 高表达 IL-12 异二聚体，该模型唾液分泌量较对照组明显降低，颌下腺淋巴细胞浸润也更明显；血清中存在抗核抗体，随年龄增长，血清抗 SSB 抗体逐渐增强。此模型的肺部病变始于大约 4 月龄，与干燥综合征患者肺部病变相似，适合作研究干燥综合征合并肺纤维化的模型，特点是支气管周围淋巴细胞浸润，管腔内过碘酸和希氏染色阳性的碎片，肺泡细胞增生，肺间质及肺泡内巨噬细胞增多；支气管黏膜纤毛清除率降低，氧化应激反应增强，并伴有肺部 NK 细胞的显著变化。C57BL/6 背景的 IL-14α 转基因小鼠能高表达 IL-14α，从多方面模拟干燥综合征的临床、病理表现及病理演变过程，即 6 月龄早期时出现高丙种球蛋白血症及抗磷脂抗体，后唾液腺分泌功能下降，颌下腺淋巴细胞浸润，可伴有轻微的免疫复合物肾病，小部分会出现血管壁的免疫复合物沉积，12 月龄时出现间质性肺炎，晚期大多数出现淋巴瘤。血小板反应蛋白（TSP-1）缺陷小鼠模型由于 TSP-1 的缺陷，不能激活无活性转化生长因子 - β，会出现与干燥综合征临床相似的表现——慢性角结膜病变，病理表现为凋亡增强，泪腺淋巴细胞浸润，病灶见 CD_4^+T 细胞，腺体破坏，导致腺体功能下降，泪液质量异常，出现干眼症，血清可见抗 SSA、抗 SSB 抗体。肌动蛋白 1 基因敲除 (Act1-/-) 小鼠被认为能自发产生口干症、干眼症的干燥综合征样病变，外分泌腺出现淋巴细胞浸润，产生抗 SSA 及抗 SSB 自身抗体，同时出现狼疮样病变，如肾脏有淋巴细胞浸润和免疫复合物沉积，可作为继发性干燥综合征模型。细胞分化抑制因子 3 基因敲除 (Id3-/-) 小鼠则具有自身免疫反应局限于外分泌腺及血清抗 SSA、抗 SSB 抗体阳性的特点，曾被认为是最好的干燥综合征模型。这可能与 T 细胞的 Id3 功能缺陷，导致 T 细胞在胸腺内的生成受到影响，以至于产生过多的自身免疫性 T 细胞产生干燥综合征样病变有关。然而也有研究指出，采用 RT-PCR 法定量分析原发性干燥综合征患者的外周血 T 细胞、颌下腺细胞及颌下腺活检标本后，均未发现其表达的 Id3 下降，认为 Id3 与 pSS 的发病无关。

依赖于这些动物模型，研究者从症状表现、血清指标、组织免疫、分子基因等不同层面进行了不同研究。如寻找可能延缓疾病发展的作用点：Zhou J 的研究指出，内源性程序性死亡配体 1（PD-L1）可能能通过抑制

IFN-γ 生产来阻碍干燥综合征模型 NOD 小鼠的发病、发展；Kim D 等对 NOD 小鼠的研究表明，阻断 Smad4 通路会导致 Th17 细胞表达上调，认为 Smad4 在 NOD 小鼠的疾病发展中起保护作用；陈孟等发现，局部转染脂联素可明显改善小鼠腺体形态学，降低 TNF-α 水平，抑制小鼠涎腺炎症反应，降低脂联素表达，脂联素可能为 SS 小鼠保护基因，促炎症性细胞因子 TNF-α 的过度表达在干燥综合征患者自身免疫反应损害涎腺和泪腺组织的过程中起重要的调控作用。如验证药物治疗效果，寻找药物干预的作用靶点：Inoue H 等认为，白藜芦醇能增加 NOD 小鼠的唾液分泌，增强唾液腺的抗炎细胞因子 IL-10 表达；Nguyen CQ 的动物实验表明，IL-17A 可能是致干燥综合征患者唾液腺损害的重要炎性因子，因此，针对 IL-17 的治疗方案在阻止腺体损害方面可能有效。这些研究在探索干燥综合征的发病机制、干预措施可能作用机制等方面起了重要作用。

参考文献

[1]Ramos-Casals M，Pilar Brito-Zerón，Antoni Sisó-Almirall，et al. Topical and systemic medications for the treatment of primary Sjogren's syndrome[J]. Nature Reviews Rheumatology，2012，8（7）：399-411.

[2]Gottenberg JE，Ravaud P，Puéchal，et al. Effects of Hydroxychloroquine on Symptomatic Improvement in Primary Sjögren Syndrome[J]. JAMA，2014，312（3）：249.

[3]Mekinian A，Ravaud P，Hatron PY，et al. Efficacy of rituximab in primary Sjögren's syndrome with peripheral nervous system involvement：results from the AIR registry[J]. Annals of the Rheumatic Diseases，2012，71（1）：84-87.

[4]Meijer JM，Meiners PM，Vissink A，et al. Effectiveness of rituximab treatment in primary Sjögren's syndrome：A randomized，double-blind，placebo-controlled trial[J]. Arthritis & Rheumatism，2010，62（4）：960-968.

[5]Devauchelle Pensec V，Mariette X，Joussejoulin S，et al. Treatment

of primary Sjögren syndrome with rituximab: a randomized trial[J]. Nature Reviews Rheumatology, 2014, 161（5）: 377-378.

[6]Steinfeld SD, Tant L, Gerd RB, et al. Epratuzumab（humanised anti-CD22 antibody）in primary Sjögren's syndrome: an open-label phase I/II study[J]. Arthritis research & therapy, 2006, 8（4）: R129.

[7] 王琬茹，孔维萍，徐愿，等 . 补肾清热育阴汤治疗干燥综合征气阴两虚证 40 例 [J]. 环球中医药，2016，9（2）: 227-230.

[8] 李肖 . 玉屏风散合沙参麦冬汤治疗原发性干燥综合征疗效分析 [J]. 亚太传统医药，2016，12（3）: 142-143.

[9] 袁乃荣，周晓莉，郭洪波 . 养阴通络方联合硫酸羟氯喹片治疗阴虚血燥型原发性干燥综合征 30 例临床观察 [J]. 中医杂志，2016，57（18）: 1579-1582.

[10] 张宝国 . 滋阴润燥生津汤联合硫酸羟化氯喹治疗干燥综合征患者的临床疗效 [J]. 中国药物经济学，2016（1）: 64-66.

[11] 刘怡，邓昊 . 帕夫林胶囊联合甲氨蝶呤治疗干燥综合征的临床分析 [J]. 中华全科医学，2016（2）: 230-231.

[12] 姜淑华，胡丽伟，平利峰，等 . 一贯煎联合谷胱甘肽治疗干燥综合征肝损伤的临床观察 [J]. 陕西中医，2016，37（9）: 1217-1218.

[13] 寇吉友，冯海霞，卫彦 . 针刺结合温润附葛汤治疗阳虚型干燥综合征 [J]. 吉林中医药，2016，36（9）: 948-950.

[14] 罗辉，韩梅，刘建平 . 中药治疗干燥综合征随机对照试验的系统评价和 meta 分析 [J]. 中西医结合学报，2011，9（3）: 257-274.

[15] 陈绍琦，何结仪，王育凯，等 . 声辐射力脉冲弹性成像技术诊断早期干燥综合征涎腺病变的价值 [J]. 中华医学超声杂志（电子版），2016，13（4）: 302.

[16] 王艳艳，苏国义，吴飞云，等 . 腮腺 MRI 在干燥综合征的诊断价值 [J]. 江苏医药，2016，42（20）: 2206-2207.

[17] 刘正钊，胡伟新，章海涛，等 . 原发性干燥综合征肾损害的临

床病理特征及预后 [J]. 肾脏病与透析肾移植杂志，2010，19（3）：225-229+251.

[18] 武加标，施冶青，赵东宝. 肾小管酸中毒伴骨软化继发于干燥综合征 1 例并文献分析 [J]. 中国骨质疏松杂志，2015，21（12）：1487-1490.

[19] 董振华. 活血化瘀法在干燥综合征中的应用 [J]. 北京中医，2001，20（3）：9-11.

[20] 陆瑾. 陆安康教授治疗干燥综合征经验精粹 [J]. 中华中医药学刊，2003，21（12）：1991-1992.

[21] 马武开，唐芳，王莹，等. 干燥综合征中医证候分类临床文献研究 [J]. 中华中医药杂志，2013（2）：482-485.

[22] 刘维，张磊，刘晓亚，等. 干燥综合征中医证候规律探讨 [J]. 中华中医药杂志，2010，25（9）：1374-1376.

[23]Jonsson MV，Delaleu N，Jonsson R. Animal Models of Sjögren's Syndrome[J]. Clinical Reviews in Allergy & Immunology，2007，32（3）：215-224.

[24] 崔民英，朱跃兰，侯秀娟. 干燥综合征动物模型研究进展 [J]. 北京中医药，2011，30（10）：796-800.

[25]White SC，Casarett GW. Induction of experimental autoallergic sialadenitis[J]. Immunol，1974，112（1）：178-185.

[26]Cutler LS，Greiner DL，Rozensk D. Experimental Autoallergic Sialadenitis in the LEW Rat II.Target Antigens Are Associated with Cell Surface and Intracellular Particulate Fractions Derived from the Submandibular Gland [J].Cellular Immunology，1991，135：346-353.

[27]Mu MM，Chakravortty D，Takahashi K，et al. Production of Experimental Autoimmune Sialadenitis in Mice Immunized with Homologous Salivary Gland Extract and Klebsiella O3 Lipopolysaccharide[J]. Journal of Autoimmunity，2001，16（1）：29-36.

[28] 贾波，张丽，王旭丹，等. 大鼠颌下腺 SS 模型初探 [J]. 中国免疫

学杂志，2005，21（5）：364-366.

[29] Wang Y，Yan T，Shen J，et al. Preventive effect of Ophiopogon japonicus polysaccharides on an autoallergic mouse model for Sjögren's syndrome by regulating the Th1/Th2 cytokine imbalance[J]. Journal of Ethnopharmacology，2007，114（2）：246-253.

[30]Zeng P，Hou L，He X，et al. Multi-organ lesions of C57BL/6J mouse models with immune-mediated Sjogren's syndrome[J]. Chinese Journal of Cellular & Molecular Immunology，2016，32（11）：1462.

[31]Makino S，Kunimoto K，Muraoka Y，et al. Breeding of a non-obese, diabetic strain of mice[J]. Jikken Dobutsu，1980，29（1）：1-13.

[32]Cha S，Brayer J，Gao J，et al. A dual role for interferon-gamma in the pathogenesis of Sjögren's syndrome-like autoimmune exocrinopathy in the nonobese diabetic mouse[J]. Scand J.Immunol，2004，60（6）：552-565.

[33]Salam MA，Matin K，Matsumoto N，et al. E2f1 Mutation Induces Early Onset of Diabetes and Sjögren's Syndrome in Nonobese Diabetic Mice[J]. The Journal of Immunology，2004，173（8）：4908-4918.

[34]Nguyen CQ，Kim H，Cornelius JG，et al. Development of Sjögren's syndrome in nonobese diabetic-derived autoimmune-prone C57BL/6.NOD-Aec1Aec2 mice is dependent on complement component-3 [J]. Immunol，2007，179（4）：2318-2329.

[35]Robinson CP，Yamachika S，Alford CE，et al. Elevated levels of cysteine protease activity in saliva and salivary glands of the nonobese diabetic（NOD）mouse model for Sjögren syndrome[J]. Proceedings of the National Academy of Sciences，1997，94（11）：5767-5771.

[36]Killedar SJ，Eckenrode SE，McIndoe RA，et al. Earlypathogenic events associated with Sjögren's syndrome（SjS）-like disease of the NOD mouse using microarrayanalysis[J]. Lab Invest，2006，86：1243-1260.

[37]Nguyen CQ，Hu MH，Li Y，et al. Salivary gland tissue expression

of interleukin-23 and interleukin-17 in Sjögren's syndrome: Findings in humans and mice[J]. Arthritis & Rheumatology, 2008, 58（3）: 734-743.

[38]Robinson CP, Cornelius J, Bounous DI, et al. Infiltratinglymphocyte populations and cytokine production in thesalivary and lacrimal glands of autoimmune NOD mice[J]. Adv Exp Med Biol, 1998, 438: 493-497.

[39]Robinson CP, Cornelius J, Bounous DE, et al. Characterization of the Changing Lymphocyte Populations and Cytokine Expression in the Exocrine Tissues of Autoimmune Nod Mice[J]. Autoimmunity, 1998, 27（1）: 29-44.

[40]Bulosan M. Inflammatory caspases are critical for enhanced cell death in the target tissue of Sjögren's syndrome before disease onset.[J]. Immunology & Cell Biology, 2009, 87（1）: 81-90.

[41]Van Blokland S C A, Van Helden-Meeuwsen C G, Wierenga-Wolf A F, et al. Two Different Types of Sialoadenitis in the NOD- and MRL/lpr Mouse Models for Sjögren's Syndrome: A Differential Role for Dendritic Cells in the Initiation of Sialoadenitis[J]. Laboratory Investigation, 2000, 80（4）: 575-585.

[42]Wildenberg ME, Van Helden-Meeuwsen CG, Van d M JP, et al. Lack of CCR5 on dendritic cells promotes a proinflammatory environment in submandibular glands of the NOD mouse[J]. Journal of Leukocyte Biology, 2008, 83（5）: 1194-1200.

[43]Berggreen E, NyløKken K, Nicolas D, et al. Impaired vascular responses to parasympathetic nerve stimulation and muscarinic receptor activation in the submandibular gland in nonobese diabetic mice[J]. Arthritis Research & Therapy, 2009, 11（1）: R18.

[44]Hang L. A spontaneous rheumatoid arthritis-like disease in MRL/l mice[J]. Journal of Experimental Medicine, 1982, 155（6）: 1690-1701.

[45]Watanabe-Fukunaga R, Brannan C I, Copeland N G, et al.

Lymphoproliferation disorder in mice explained by defects in Fas antigen that mediates apoptosis[J]. Nature, 1992, 356（6367）: 314-317.

[46]Tomoyuki K, Tatsuhiko M, Yoshiko S, et al. Genetic dissociation of dacryoadenitis and sialadenitis in a Sjogren's syndrome mouse model with common and different susceptibility gene loci[J]. Investigative Ophthalmology & Visual Science, 2009, 50（7）: 3257-65.

[47]Yolanda Diebold, Li -Li Chen, Vanja Tepavcevic, et al. Lymphocytic in ltration and goblet cell marker alteration in the conjunctiva of the MRL/MpJ -Faslpr mouse model of Sjögren's syndrome [J]. Experimental Eye Research, 2007, 84: 500-512.

[48]Theofilopoulos A N, Dixon F J. Murine Models of Systemic Lupus Erythematosus[J]. Advances in Immunology, 1985, 37: 269-390.

[49]Haneji N, Hamano H, Yanagi K, et al. A new animal model for primary Sjögren's syndrome in NFS/s/d mutant mice[J]. The Journal of Immunology, 1994, 153（6）: 2769-2777.

[50]Kobayashi M, Yasui N, Ishimaru N, et al. Development of autoimmune arthritis with aging via bystander T cell activation in the mouse model of Sjögren's syndrome[J]. Arthritis & Rheumatism, 2004, 50（12）: 3974-3984.

[51]Gao J, Killedar S, Cornelius J G, et al. Sjögren's syndrome in the NOD mouse model is an interleukin-4 time-dependent, antibody isotype-specific autoimmune disease[J]. Journal of Autoimmunity, 2006, 26（2）: 90-103.

[52]Vosters J L, Landeksalgado M A, Yin H, et al. Interleukin-12 induces salivary gland dysfunction in transgenic mice, providing a new model of Sjögren's syndrome[J]. Arthritis & Rheumatism, 2014, 60（12）: 3633-3641.

[53]McGrath-Morrow S, Laube B, Tzou S C, et al. IL-12

overexpression in mice as a model for Sjögren lung disease.[J]. American Journal of Physiology Lung Cellular & Molecular Physiology, 2006, 291（4）: 837-846.

[54]Shen L, Zhang C, Wang T, et al. Development of Autoimmunity in IL-14 -Transgenic Mice[J]. The Journal of Immunology, 2006, 177（8）: 5676-5686.

[55]Qian Y, Giltiay N, Xiao J, et al. Deficiency of Act1, a critical modulator of B cell function, leads to development of Sjögren's syndrome[J]. European Journal of Immunology, 2008, 38（8）: 2219-2228.

[56]Li H, Dai M, Zhuang Y. A T Cell Intrinsic Role of Id3 in a Mouse Model for Primary Sjögren's Syndrome[J]. Immunity, 2004, 21（4）: 551-560.

[57]Versnel M A. Id3 Knockout Mice as a New Model for Sjögren's Syndrome: Only a T Cell Defect or More?[J]. Immunity, 2004, 21（4）: 457-458.

[58]Sellam J, Micelirichard C, Gottenberg J E, et al. Is Inhibitor of differentiation 3 involved in human primary Sjögren's syndrome?[J]. Rheumatology, 2008, 47（4）: 437-41.

[59]Zhou J, Jin J O, Kawai T, et al. Endogenous programmed death ligand-1 restrains the development and onset of Sjögren's syndrome in non-obese diabetic mice[J]. Scientific Reports, 2016, 6: 39105.

[60]陈孟, 许珂, 张莉芸, 等. 腺病毒介导脂联素对干燥综合征小鼠颌下腺炎症的影响 [J]. 中华风湿病学杂志, 2015, 7（19）: 464-467.

[61]Sisto M, Lisi S, Lofrumento D D, et al. Expression of pro-inflammatory TACE-TNF-α-amphiregulin axis in Sjögren's syndrome salivary glands[J]. Histochem Cell Biol, 2010, 134（4）: 345-353.

[62]Cay HF, Sezer L, Dogan S, et al. Polymorphism in the TNF-alpha gene promoter at position-1031 is associated with increased circulating levels

of TNF-alpha, myelo-peroxidase and nitrotyrosine in primary Sjögren's syndrome[J]. Clin Exp Rheumatol, 2012, 30（6）: 843-849.

[63]Inoue H, Kishimoto A, Ushikoshi-Nakayama R, et al. Resveratrol improves salivary dysfunction in a non-obese diabetic（NOD）mouse model of Sjögren's syndrome[J]. Journal of Clinical Biochemistry and Nutrition, 2016, 59（2）: 107-112.

[64]Nguyen C Q, Yin H, Lee B H, et al. Pathogenic effect of interleukin-17A in induction of Sjögren's syndrome-like disease using adenovirus-mediated gene transfer[J]. Arthritis Research & Therapy, 2010, 12（6）: R220.